高 等 职 业 教 育

本教材获浙江特殊教育职业学院教材

老年照护

实训指导

郝晓红 — 主编

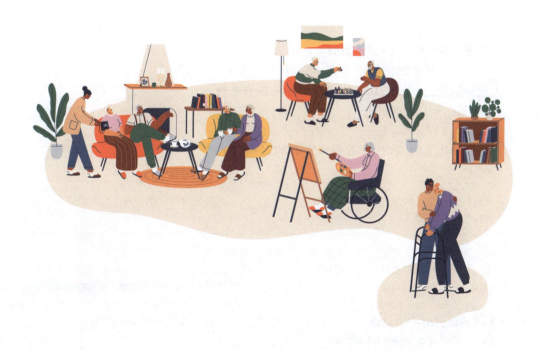

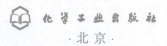

化学工业出版社

·北京·

内容简介

本书根据老年照护相关操作的专业要求,分为初级实操项目和中级实操项目两部分。初级实操项目主要为七步洗手法,协助进食、进水、特殊进食(鼻饲),协助使用便器、更换尿垫等基础操作内容;中级实操项目主要为老人综合能力评估,协助吸氧、雾化吸入,协助使用滴眼剂、滴鼻剂、滴耳剂,肌力、关节活动度、吞咽能力评定及功能训练等综合操作内容。

本书适合老年健康照护、智慧健康养老服务与管理等相关专业方向师生使用,还可作为养老护理员、医养个案管理、老年照护/失智老年人照护等相关职业资格考试的培训用书。

图书在版编目(CIP)数据

老年照护实训指导 / 郝晓红主编. --北京 : 化学
工业出版社,2024. 10. --(高等职业教育教材).
ISBN 978-7-122-46963-2

Ⅰ. R473.59

中国国家版本馆CIP数据核字第20244HU816号

责任编辑:张 蕾 　　　　　　　　　　装帧设计:张 辉
责任校对:王鹏飞

出版发行:化学工业出版社(北京市东城区青年湖南街13号　邮政编码100011)
印　　装:涿州市殷润文化传播有限公司
710mm×1000mm　1/16　印张11　字数208千字　2025年8月北京第1版第1次印刷

购书咨询:010-64518888 　　　　　　　售后服务:010-64518899
网　　址:http://www.cip.com.cn
凡购买本书,如有缺损质量问题,本社销售中心负责调换。

定　　价:59.80元 　　　　　　　　　　版权所有　违者必究

编写人员名单

主　编　郝晓红

副主编　左丽娜

编　者　郝晓红（浙江特殊教育职业学院）

　　　　左丽娜（杭州未来科技城医院）

　　　　陈以华（浙江特殊教育职业学院）

　　　　姚　瑶（浙江特殊教育职业学院）

　　　　郑　逸（浙江特殊教育职业学院）

　　　　吴　雯（杭州市第三社会福利院）

　　　　傅豪希（杭州市第三社会福利院）

前 言

　　随着我国老龄化程度持续加深，老年群体的照护服务需求不断增长，但是与之相应的养老服务专业人才缺口较大，为了满足老年照护人才培训、学习需求，我们组织编写了这本实训指导教材。

　　老年照护服务的基石是理论知识，核心技能是照护操作，本教材主要围绕老年照护服务工作的实操技能进行讲解，内容根据常见的养老机构内工作任务进行划分，包括两部分：第一部分是初级实操项目，主要是基础的日常生活照料、日常康复应用、基本救护技能等；第二部分是中级实操项目，对应养老机构班组长的工作，主要有照护服务组织、用药照护、常见功能障碍的照护、认知障碍的照护、应急救护等。教材中照护服务流程的讲解结合了基础护理学的护理程序思维：评估—诊断（判断）—计划—实施—评价，并且配备了必要的知识链接，讲解视频共 46 个，方便各个认知层次的人群学习和掌握核心知识点和实操技能。

　　本教材获浙江特殊教育职业学院教材建设基金立项资助。

　　由于编写水平和能力有限，不足之处在所难免，敬请广大读者和专家批评指正，以期不断修订完善。

编者

2024 年 10 月

目 录

初级实操项目

一、七步洗手法

【目的】在实践操作中，各种照护工作都要使用双手，如不加强手卫生可能会直接或间接地导致感染的发生。目前，手卫生已成为国际公认的控制院内感染最简单、最有效、最方便、最经济的措施，是标准预防的重要措施之一。

护理程序	操作
评估	环境宽敞、清洁，温湿度适宜 老人、自身评估：操作前、操作后等情况
判断	经评估，需要接触老人或需要对老人进行照护措施时，应该先洗手，接触老人或操作完成后，再次洗手
计划	在接触老人前后、进行操作前后，都需要七步洗手法洗手
实施	1. 用物 流动水洗手设施、清洁剂、手消毒液、干手物品 2. 操作 （1）护理员服装整洁、修剪指甲，卷袖过肘 （2）打开水龙头，调节水流和水温 （3）淋湿双手 （4）关闭水龙头，均匀涂抹手消毒剂 （5）洗手 ①洗手掌：两手掌心相对，手指并拢相互揉搓

续表

护理程序	操作
实施	②洗手背：掌心对手背沿指缝相互揉搓，交换进行 ③洗指缝：掌心相对，双手交叉指缝相互揉搓 ④洗指背：弯曲手指使关节在另一掌心旋转揉搓，交换进行

护理程序	操作
实施	⑤ 洗拇指：一手握另一手拇指旋转揉搓，交换进行 ⑥ 洗指尖：五个手指尖并拢在另一掌心旋转揉搓，交换进行 ⑦ 洗手腕：揉搓手腕、手臂，交换进行 认真揉搓双手，每个部位至少 15s （6）冲净：打开水龙头，双手指尖向下，在流动水下彻底冲净双手 （7）干手：关闭水龙头，擦干双手或烘干双手
评价	双手清洁、干燥

【注意事项】

（1）洗手前，取下手表、饰物等，卷起衣袖。

（2）洗手指征：①接触清洁物品、无菌物品，进行无菌操作之前；②接触每个老人前后；③从同一老人身体的污染部位移动到清洁部位时；④接触老人黏膜、破损皮肤或伤口前后；⑤接触老人血液、体液、分泌物、排泄物、伤口敷料后。

二、协助进水

【目的】对于有肢体缺陷、功能不良等情况的老人，需要由他人协助进水。

协助进水	
护理程序	操作
评估	环境清洁、无异味 评估老人疾病、意识、营养状况、上肢活动能力、吞咽能力
判断	老人有口干、口渴等情况，上肢功能受限，需要协助进水
计划	根据老人实际情况使用汤勺（吸管）协助老人进水
实施	1.用物 水杯（碗）、吸管、汤匙、毛巾、记录表、笔 2.操作 （1）护理员衣着整洁、洗净双手 （2）取合适卧位：不便下床者，协助其采取坐位或半坐位

续表

护理程序	操作
实施	（3）卧床老人可安排侧卧位或仰卧位，头偏向一侧，并给予适当支撑 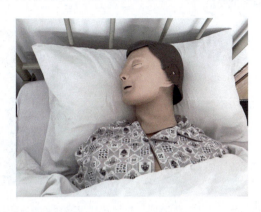 （4）胸前围餐巾，手边放清洁毛巾，保持床单位干净 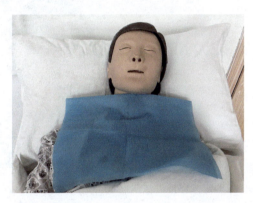 （5）将盛好食物的餐具摆放在床边餐桌上。提前叮嘱老人进水时不要讲话，如有不适可通过举手、摇头等方式示意 （6）护理员用手腕内侧接触餐具外壁，测试水温以不烫手为宜 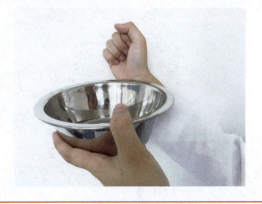

护理程序	操作
实施	（7）喂水可以借助吸管；使用汤匙时，水盛装汤匙的1/2~2/3，等老人完全咽下后喂下一口 （8）进水完毕，协助漱口，擦净口角 （9）叮嘱老人保持进水体位30min后再卧床休息，以免呛咳 （10）整理用物：撤下垫巾、整理床单位 （11）记录：洗手，记录进水时间、进水量
评价	老人无呛咳、烫伤等 环境整洁，物品正确处置

【注意事项】

（1）老人如有自主进水能力，应该开水温晾凉后再递给老人饮用，防止烫伤。

（2）老人饮水后不能立即平卧，防止反流、呛咳或误吸。

（3）饮水过程宜慢，不要催促。

扫码观看
视频

三、协助进食

【目的】对于有肢体缺陷、功能不良等情况的老人，需要由他人协助进食。

协助进食	
护理程序	操作
评估	环境清洁、无异味 评估老人疾病、意识、营养状况、配合程度；胃功能
判断	到用餐时间，根据老人情况需要护理员协助其进食
计划	计划0.5h后协助老人进食
实施	1.用物 餐具（碗、汤匙、筷子）、清洁用具（纸巾、毛巾、餐巾、漱口水、漱口杯） 协助进食 2.操作 （1）护理员衣着整洁、洗净双手 （2）沟通并解释：告知进食时间、食物，询问特殊要求 （3）取合适卧位：不便下床者，协助其采取坐位或半坐位 （4）卧床老人可安排侧卧位或仰卧位，头偏向一侧，并给予适当支托 （5）胸前围餐巾，手边放清洁毛巾，保持床单位干净 （6）将盛好食物的餐具摆放在床边餐桌上。叮嘱老人进食时不要讲话，细嚼慢咽，如有问题可举手示意 （7）护理员用手腕内侧接触餐具外壁，测试食物温度以不烫手为宜 （8）先喂适量温水以润滑口腔，然后饭菜、固液交替喂食，小口喂食，每一口为汤匙的1/3，等老人完全咽下后喂下一口食物 （9）进食完毕，协助漱口、擦净口角

续表

护理程序	操作
实施	（10）叮嘱老人保持进食卧位 30min 再卧床休息，利于食物消化吸收 （11）整理用物：撤下垫巾、放回小餐桌、整理床单位；清洗餐具并消毒，放回原处，备用 （12）记录：洗手，记录进食时间、进食量
评价	老人无噎食、呛咳等不适 床上无食物残渣 合理处置用物

【注意事项】

（1）操作过程中，不催促老人，耐心喂食，关爱老人，随时进行沟通交流。

（2）尊重老人的习惯和喜好，鼓励老人尽量自行进食；对于视力障碍的老人，喂食时应主动告知食物的名称。

（3）进食有骨头、鱼刺的食物，告知老人小心进食，并协助剔除骨刺。

（4）进食 0.5h 前协助老人排尿排便，结束打扫卫生，开窗通风，保持室内环境清洁。

扫码观看
视频

四、协助特殊进食（鼻饲）

【目的】 对下列不能自行经口进食的老人，鼻胃供给食物和药物，以维持其营养和治疗的需要：①昏迷中的老人；②口腔疾患或口腔术后老人，上消化道肿瘤引起吞咽困难的老人；③不能张口的老人，如患破伤风的老人；④其他老人，如病情危重者、拒绝进食等。

鼻饲喂食	
护理程序	操作
评估	环境清洁、无异味 评估老人疾病、意识、营养状况、配合程度 鼻饲管的通畅性
判断	根据评估结果，老人需要通过鼻饲管进食
计划	计划 0.5h 后经鼻饲管给老人喂食
实施	1. 用物 灌注器、38～40℃温水 100mL、污物盘、垫巾、纸巾或毛巾、鼻饲液等

护理程序	操作
实施	 2. 操作 （1）沟通并解释，取合适体位：摇高老人床头 30° 并用软枕垫起呈右侧卧位，或使老人取坐位、半坐位 （2）颌下垫巾保持床单位干净

护理程序	操作
实施	（3）检查鼻饲管固定处皮肤完整无破损，刻度 45～55cm （4）确认鼻饲管在胃内 ① 用灌注器连接鼻饲管末端进行抽吸，可抽出胃液或胃内容物。证明在胃内，此法较常用 ② 用灌注器抽取 10～20mL 空气注入鼻饲管，同时在胃区用听诊器听到气过水声则证明在胃内 ③ 将鼻饲管末端放入盛水杯中，无气泡溢出证明在胃内 （5）喂食：前臂内侧试温，抽取 38～40℃温水 10～20mL，缓慢注入胃管，进行润滑同法测温、抽取 38～40℃鼻饲液 50mL，缓慢注入胃管，速度 11～13mL/min，每次灌注后应立即关闭胃管盖帽，直至喂完；最后 10～20mL 温水冲洗胃管，每次总喂食量不超过 200mL，两次喂食间隔 2h。过程中关注老人反应，及时应对 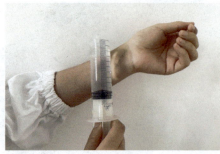

续表

护理程序	操作
实施	 （6）解释：保持进食卧位30min再卧床休息，利于食物消化吸收 （7）整理用物：撤下垫巾、整理床单位；清洗鼻饲用物并浸泡消毒 （8）记录：鼻饲时间、鼻饲总量
评价	无不适 整洁 合理处置用物

【注意事项】

（1）长期鼻饲的老人，每日至少两次口腔护理，保持口腔清洁。

（2）对于需要吸痰的老人，应在鼻饲前30min进行吸痰；鼻饲前后30min内禁止吸痰，避免食物反流或误吸。

（3）需服药时，应将药片研碎溶解后再进行灌注。

（4）发现异常，如鼻饲管脱出、抽取胃液异常、鼻饲恶心呕吐、固定处皮肤破损等情况，应及时通知医护人员进行处理。

五、人工取便

【目的】

（1）解除便秘、肠胀气。

（2）清洁肠道：为肠道手术、检查做准备。

（3）减轻中毒：稀释并清除肠道内有害的物质，减轻中毒。

（4）降低温度：灌入低温液体，为高热患者降温。

人工取便	
护理程序	**操作**
评估	环境清洁、无异味 评估老人疾病、意识状况；排便情况
判断	根据评估结果，需要协助老人排便
计划	计划 0.5h 后为老人进行人工取便
实施	1. 用物 一次性手套、一次性尿垫、润滑液、卫生纸、便盆 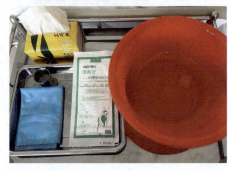 2. 操作 （1）护理员衣着整洁、戴好口罩 （2）沟通并解释操作目的：解除便秘 （3）患者取左侧卧位，暴露臀部，臀下垫尿垫，注意遮挡 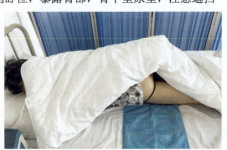 （4）取便：护理员一手戴手套、示指指端涂润滑液，另一手分开臀部，嘱老人深呼吸、放松，肛门松弛时，示指沿直肠一侧轻轻插入，慢慢由浅入深将粪便一块一块取出放于便盆。过程中注意老人情况，如遇异常应立即停止 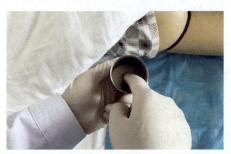

护理程序	操作
实施	 （5）温水清洁肛门，卫生纸擦净肛门 （6）整理用物：撤下垫巾，协助老人取舒适卧位，整理床单位

续表

护理程序	操作
实施	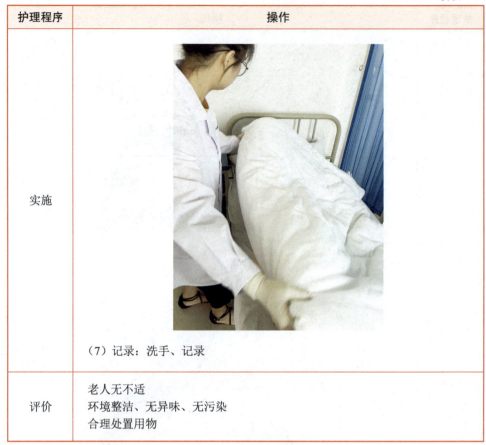 （7）记录：洗手、记录
评价	老人无不适 环境整洁、无异味、无污染 合理处置用物

【注意事项】

（1）人工取便时勿使用器械，以免误伤肠壁。

（2）操作过程中，如出现面色苍白、呼吸急促等情况应立即停止操作，必要时通知医护人员进行处理。

六、帮助如厕

【知识链接】

人体的排泄途径有皮肤、呼吸道、消化道及泌尿道，消化道和泌尿道是最主要的排泄途径，即排便和排尿。排便是反射动作，粪便充满直肠刺激肠壁而产生便意；如环境许可，大脑皮质即发出冲动使排便中枢兴奋增强，产生排便反射，促进粪便排出体外。排尿是尿液在肾脏形成后经输尿管而暂贮于膀胱中，贮到一定量后一次性地通过尿道排出体外的过程；排尿是受中枢神经系统控制的复杂反射活动。由于老年人消化或泌尿系统的功能减弱或处于疾病状态，常发生排泄异常，包括排便异常和排尿异常。

★排便异常

1. 便秘

便秘是指排便次数减少，一周内排便次数少于 3 次，伴有排便困难、粪便干结。腹部有时可触及包块，肛诊可触及粪块。

2. 粪便嵌塞

粪便嵌塞是指老年人有排便冲动，腹部胀痛，直肠、肛门疼痛，肛门处有少量液化的粪便渗出，但不能排出粪便。

3. 腹泻

腹泻是指排便次数增多，粪质稀薄，或带有黏液、脓血或未消化的食物，常伴有腹痛、恶心、呕吐、肠鸣，有急于排便的需要和难以控制的感觉。

4. 排便失禁

排便失禁是指不自主地排出粪便。

5. 肠胀气

肠胀气是指胃肠道内过多的气体积聚不能排出，表现为腹部膨隆，叩诊呈鼓音，腹胀。当肠胀气压迫膈肌和胸腔时，可出现气急和呼吸困难。

★排尿异常

1. 尿失禁

尿失禁是指膀胱括约肌丧失排尿控制能力，使尿液不自主地流出。

2. 尿潴留

尿潴留是指膀胱内潴留大量的尿液而又不能自主排出，表现为下腹胀满、排尿困难、耻骨上膨隆，扪及囊性包块，叩诊为实音。

帮助如厕	
护理程序	操作
评估	清洁、安静、地面无水渍 老年人的身体状况、排便功能、行走能力
判断	老人有排便需要，自主如厕能力受损，需要帮助老人如厕
计划	视老人具体情况，帮助老人安全如厕
实施	1. 用物 卫生间坐便器或床旁坐便椅、卫生纸

续表

护理程序	操作
实施	 2. 操作 （1）护理员自身服装整洁，仪表端庄 （2）协助进卫生间：能行走的老年人由照护人员搀扶（或自己行走）进卫生间，关好厕所门，注意保护隐私；不能行走或行走能力差的老年人，在照护人员协助下在床旁使用坐便椅如厕 （3）脱裤：照护人员上身抵住老年人，一手扶老年人的腋下（或腰部），另一手协助老年人（或老年自己）脱下裤子 （4）使用便器：照护人员双手扶住老年人腋下，协助老年人坐在便器上，嘱老年人坐稳，手扶于身旁支物（扶手、栏杆、凳子、墙壁等） （5）擦肛门：老年人便后自己擦净肛门或照护人员协助擦净（将卫生纸绕在手上，把手绕至臀后，从前至后擦肛门） （6）穿裤：老年人自己借助身旁扶托物支撑身体（或照护人员协助老年人）起身，老年人自己（或照护人员协助）穿好衣服 （7）开窗通风，倾倒污秽、清洗坐便器或坐便椅 （8）协助老年人洗手，照护人员洗手 （9）记录排泄的次数、量、颜色
评价	老人无不适、无摔倒等 环境整洁、无异味无污染

【注意事项】

（1）卫生间需要安装扶手、呼叫器等。

（2）门外挂标示牌，不锁门，嘱老年人放松、耐心。

（3）老年人排便时注意保暖，注意保护隐私。

（4）老年人如厕时间不可过久，起身速度要慢，以免跌倒。

（5）及时与老年人沟通，消除老年人的顾虑。

七、协助使用便器

【知识链接】

对于运动功能减退不能下床活动、正常如厕，或者由于疾病治疗原因卧床的老年人，照护人员需帮助老年人在床上使用便器进行大小便，满足老年人的排泄需求。

★**床上便器的种类**

1. 大便器

不能下床的老年人，可在照护人员帮助下在床上使用便携式便器（坐式、盆式）排便。

2. 小便器

不能下床的老年人，可在照护人员帮助下在床上使用便携式小便器（尿壶、尿盆）排尿。

★**粪便排泄的观察**

1. 次数与量

成人每日排便频率是 1～2 次。成人每日排便超过 3 次或每周少于 3 次且性状改变，称为排便异常。消化不良或急性肠炎时，排便次数增多，可为稀便或水样便；便秘时，排便次数减少，可坚硬呈栗子样；直肠、肛门狭窄或肠道部分梗阻时呈扁条状或带状。

2. 颜色与形状

正常粪便呈黄褐色，柔软、成形。柏油样便见于上消化道出血；暗红色便见于下消化道出血；白陶土色便见于胆道完全阻塞；果酱样便见于肠套叠、阿米巴痢疾；粪便表面有鲜红色血液见于痔疮、肛裂、直肠息肉；白色米泔样便见于霍乱、副霍乱。

3. 气味

粪便的气味是由蛋白质经细菌分解发酵而产生的。粪便呈酸臭味见于消化不良；恶臭味见于消化道出血、结直肠癌；腥臭味见于阿米巴肠炎。

协助使用便器（便盆）	
护理程序	操作
评估	清洁、安静、地面无水渍 老年人的身体状况、排便功能、行走能力、腰部活动情况
判断	运动功能减退不能下床活动正常如厕，或者由于疾病治疗原因卧床的老年人
计划	使用便器解决大小便需求

护理程序	操作
实施	1. 用物 便盆（加温后或加垫子）里放卫生纸、橡胶布或一次性护理垫、卫生纸、屏风、尿壶（男性）。必要时，备水盆、毛巾 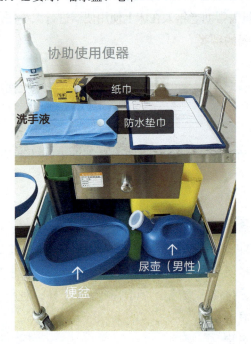 2. 操作 （1）护理员自身服装整洁，仪表端庄，温暖双手 （2）询问老年人是否需要排便，取得合作 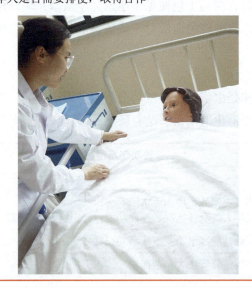

护理程序	操作
实施	（3）照护人员关闭门窗，必要时用屏风遮挡 （4）轻轻掀开下身盖被放于照护人员的对侧 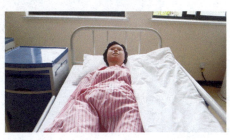 （5）协助老年人取得仰卧位 （6）铺橡胶单（或护理垫）：一手托起老年人的臀部，另一手将橡胶单（或一次性护理垫）垫于老年人腰及臀部以下 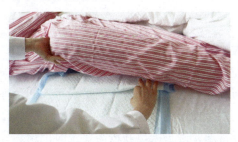 （7）脱裤：脱裤子至膝部，将老年人两腿屈膝（肢体活动障碍者用软枕垫于膝下） （8）放置便盆：一手托起老年人的臀部，臀部抬高20～30cm，另一手将便盆放置于老年人的臀下（开口向足部）；腰部不能抬起的老年人，应先协助老年人取侧卧位，腰部放软枕，使便盆扣于臀部，再协助老年人平卧，调整便盆位置 （9）防止尿液飞溅：女性为防止尿液飞溅，在阴部盖上卫生纸。男性放上尿壶，膝盖并拢，盖上毛巾被 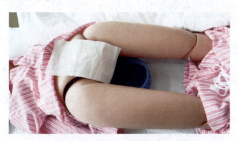 （10）取出便盆：嘱老年人双腿用力，将臀部抬起，一手抬起老年人腰骶部，一手取出便盆；臀部不能抬起的老年人，可一手扶住便盆，另一手帮老年人侧卧，取出便盆 （11）擦肛门：为老年人擦净肛门（将卫生纸在手上绕3层左右，把手绕至臀部后，从前至后擦肛门，污物较多者反复擦2～3次） （12）清洗：用温水清洗肛门，擦干，协助老年人穿好裤子

续表

护理程序	操作
实施	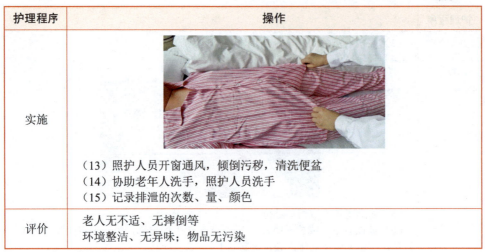 （13）照护人员开窗通风，倾倒污秽，清洗便盆 （14）协助老年人洗手，照护人员洗手 （15）记录排泄的次数、量、颜色
评价	老人无不适、无摔倒等 环境整洁、无异味；物品无污染

【注意事项】

（1）老年人排便时注意保暖，注意保护隐私。

（2）使用前检查便盆完整性，预防老年人皮肤受损。

（3）及时与老年人沟通，了解并满足老年人的合理需求。

（4）注意观察排便的性状、量。

（5）发现异常通知医护人员并按需要及时记录。

协助使用便器（尿壶）	
护理程序	操作
评估	清洁、安静、地面无水渍 老年人的身体状况、排便功能、行走能力、下肢活动情况
判断	运动功能减退不能下床活动正常如厕，或者由于疾病治疗原因卧床的老年人
计划	使用便器解决大小便需求
实施	1. 用物 尿壶（男、女）、橡胶布或一次性护理垫、卫生纸。必要时，备水盆、毛巾 2. 操作 （1）护理员自身服装整洁，仪表端庄、温暖双手 （2）询问老年人是否需要排便，取得合作 （3）照护人员关闭门窗，必要时用屏风遮挡 （4）轻轻掀开下身盖被放于照护人员的对侧 （5）协助老年人取得仰卧位 （6）铺橡胶单（或护理垫）：一手托起老年人的臀部，另一手将橡胶单（或一次性护理垫）垫于老年人腰及臀部以下 （7）脱裤：脱裤子至膝部，将老年人两腿屈膝（肢体活动障碍者用软枕垫于膝下）

续表

护理程序	操作
实施	（8）放置尿壶 ① 男性老年人侧卧位，膝盖并拢，面向照护人员，将阴茎插入尿壶的接尿口，用手握住壶把固定。阴茎不易插入者，照护人员应戴一次性手套将其插入 ② 女性老年人仰卧位，屈膝双脚稍微分开，照护人员单手拿尿壶，尿壶的开口边缘紧挨阴部，尿壶稳定地支撑在床上，为防止尿液飞溅，在会阴上部盖上卫生纸 （9）取出尿壶：排尿后撤下尿壶，协助老年人穿好裤子，盖好衣服 （10）撤下橡胶单或护理垫，整理床单位 （11）照护人员洗手，必要时协助老年人洗手 （12）开窗通风，处理、观察尿液，清洗尿壶 （13）记录排尿时间、量、颜色
评价	老人无不适、无摔倒等 环境整洁、无异味、无污染

【注意事项】

（1）老年人排尿时注意保暖，注意保护隐私。

（2）注意观察排尿的颜色、性状、量。

（3）及时与老年人沟通，了解并满足老年人的合理需求。

（4）发现异常通知医护人员并按需要及时记录。

八、协助更换尿垫

【知识链接】

对不能自我控制排尿及需要外出活动的老年人，可以使用尿垫和尿裤，并及时更换。

★尿垫、尿裤

1. 一次性尿垫

一次性尿布又称为尿垫，包括纸尿垫和纸尿片，用于卧床的尿失禁老年人。

2.一次性尿裤

一次性尿裤包括纸尿裤和拉拉裤（裤衩），用于需要活动的（或躁动的）尿失禁的老年人。

★排尿异常的观察

老年人尿失禁根据临床表现可分为充溢性尿失禁、无阻力性尿失禁、反射性尿失禁、急迫性尿失禁和压力性尿失禁五类。在平日照护老年人时，注意观察尿失禁时伴随的健康问题，以便及时解决。

1.充溢性尿失禁

充溢性尿失禁是由于下尿路有较严重的机械性（如前列腺增生）或功能性梗阻引起尿潴留，当膀胱内压上升到一定程度并超过尿道阻力时，尿液不断地自尿道溢出。

2.无阻力性尿失禁

无阻力性尿失禁是由于尿道阻力完全丧失，膀胱内不能储存尿液，尿液持续从膀胱尿道漏中流出。

3.反射性尿失禁

反射性尿失禁是由完全的上运动神经元病变引起，排尿依靠脊髓反射，老人不自主地间歇排尿（间歇性尿失禁），排尿没有感觉。

4.急迫性尿失禁

急迫性尿失禁是由大脑皮质对脊髓排尿中枢的抑制减弱或急性膀胱炎、尿道口梗阻等刺激而引起逼尿肌不自主收缩。老人有严重的尿频、尿急症状。

5.压力性尿失禁

压力性尿失禁是当腹压增加时（如咳嗽、打喷嚏、上楼梯或跑步时）即有尿液自尿道流出。

★健康指导

1.鼓励老年人多饮水

如病情允许，嘱其每日饮水量 1500mL（除去饮食中的水）左右为宜，以预防泌尿系统感染并能促进排尿反射，入睡前限制饮水，以减少夜尿量。

2.训练膀胱功能

初起每隔 1～2h 让老年人排尿，以手掌用柔力自膀胱上方持续向下压迫，使膀胱内尿液被动排出，以后逐渐延长排尿时间，以促进排尿功能恢复。

3.锻炼盆底肌

根据老年人情况，指导其取立、坐或卧位，试做排尿（便）动作，先慢慢收紧盆底肌肉，再缓缓放松，每次 10s 左右，连续 10 次，每日锻炼 5～10 次，以不感疲乏为宜。

护理程序	操作
	协助更换尿垫
评估	清洁、安静、温暖、光线适中 意识状态、自理能力及心理需求，皮肤的状况，更换尿垫时注意有无皮肤湿疹、压疮等情况
判断	老人不能自主更换尿垫（尿裤），尿垫（尿裤）已污染
计划	协助老人更换尿垫（尿裤）
实施	1. 用物 尿布（一次性尿垫）、手纸、屏风、水盆、温热毛巾 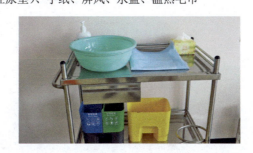 2. 操作 （1）护理员自身服装整洁，仪表端庄，温暖双手 （2）向老年人解释配合要点，尊重老年人 （3）照护人员关闭门窗，必要时用屏风遮挡 （4）协助老年人取左侧卧位 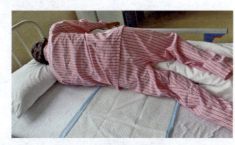 （5）用温热毛巾擦拭右侧臀部和会阴部皮肤 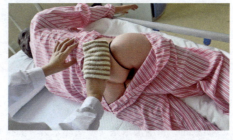 （6）将污染的一次性尿垫向内折叠，塞于老年人身体下面，将干净的护理垫一侧卷起塞于老年人身下，另一侧向自己一侧拉开

护理程序	操作
实施	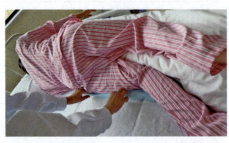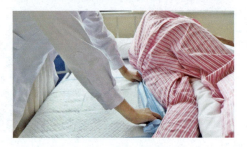 （7）协助老年人翻身至右侧卧位，撤下一次性尿垫，放入污物桶，擦拭左侧臀部及会阴部皮肤 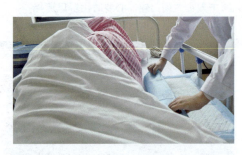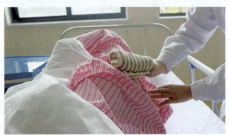 （8）观察老年人臀部及会阴部皮肤情况 （9）更换尿布：将清洁尿垫（一次性）另一侧拉平，协助老年人翻转身体至平卧位，拉平清洁尿垫

护理程序	操作
实施	 （10）整理床单位，为老年人盖好被子 （11）整理用物，洗手，记录 （12）开窗通风
评价	更换过程顺利，老人无不适 老人皮肤清洁、干燥，没有发生湿疹、压疮等情况

【注意事项】

（1）关注老年人的身心状况，疏导并缓解焦虑等不良情绪。

（2）注意保护老年人隐私。

（3）控制水温在 37～40℃。

（4）检查老年人会阴部皮肤检查情况，避免发生尿布疹。

（5）更换尿布时，观察排泄物的性状、量、颜色、气味，如有异常及时报告医护人员。

（6）记录臀部及会阴部皮肤情况、排泄物情况等。

协助更换尿裤	
护理程序	**操作**
评估	清洁、安静、温暖、光线适中 意识状态、自理能力及心理需求，皮肤的状况，更换尿裤时注意有无皮肤湿疹、压疮等情况
判断	老人不能自主更换尿垫（尿裤），尿垫（尿裤）已污染
计划	协助老人更换尿垫（尿裤）
实施	1. 用物 一次性尿裤、卫生纸、屏风、水盆、温热毛巾等 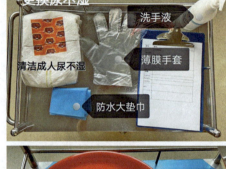 2. 操作 （1）护理员自身服装整洁，仪表端庄，温暖双手 （2）向老年人解释配合要点，尊重老年人 （3）照护人员关闭门窗，必要时用屏风遮挡 （4）协助老年人取平卧位，解开尿裤粘扣，展开两翼至老年人身体两侧，将前片从两腿间后撤 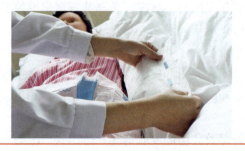

护理程序	操作
实施	（5）更换尿裤 ① 协助老年人侧卧，将污染尿裤内面对折于臀下 ② 用温热毛巾擦拭会阴部，从前到后擦 ③ 将清洁的尿裤（贴皮肤面朝内）对折，协助老年人翻身至另一侧，撤下污染的尿裤，放入污物桶

续表

护理程序	操作
实施	④ 打开身下清洁尿裤铺平 ⑤ 协助老年人翻转身体取平卧位，从两腿间向前向上兜起尿裤前端，整理大腿内侧边缘，将两翼粘扣粘好，平整边缘 （6）整理床单位，为老年人盖好被子 （7）整理用物，洗手，记录 （8）开窗通风
评价	更换过程顺利，老人无不适 老人皮肤清洁、干燥，没有发生湿疹、压疮等情况

【注意事项】

（1）根据老年人自身情况选择适宜尺寸的尿裤。

（2）观察老年人会阴部皮肤情况，避免发生尿疹。

（3）更换一次性尿裤时，观察排泄物的性状、量、颜色、气味。如有异常及时报告医务人员。

（4）更换尿裤时，将纸尿裤大腿内、外侧边缘展平，防止侧漏。

（5）记录时间，臀部及会阴部皮肤情况，排泄物情况、颜色、性状、量等。

九、协助使用开塞露排便

使用开塞露协助排便	
护理程序	操作
评估	环境清洁、无异味 评估老人疾病、意识状况；排便情况
判断	根据评估结果，需要护理员协助中老年排便
计划	计划 0.5h 后使用开塞露协助其排便
实施	1. 用物 开塞露 1 支、剪刀、卫生纸、一次性垫巾、便盆 2. 操作 （1）护理员衣着整洁、戴好口罩 （2）沟通并解释操作目的：解除便秘；操作方法取得老人同意 （3）取左侧卧位，暴露臀部，臀下垫垫巾，注意遮挡 （4）护理员取下开塞露瓶帽或将封口端剪去，然后挤出少量药液于卫生纸上，润滑开口处

护理程序	操作
实施	（5）护理员一手分开老人臀裂暴露肛门，嘱老人深吸气，一手将开塞露细端全部轻轻插入肛门内 （6）挤压开塞露将药液全部挤入直肠内，退出开塞露药瓶 （7）卫生纸擦净肛门，按压肛门 5～10min （8）嘱老人尽量保持体位 5～10min 后，协助老人排便

续表

护理程序	操作
实施	（9）整理用物：撤下垫巾、协助老人取舒适卧位、整理床单位；必要时，协助老人排便 （10）记录、洗手：记录用药情况、用药后排便情况
评价	老人无不适 环境整洁，无污染，合理处置用物

【注意事项】

（1）检查开塞露开口处是否平整并润滑，避免造成肛周组织损伤。

（2）操作前仔细询问、观察老人有无痔疮、肛裂等情况。

（3）操作时动作轻柔，关爱老人，及时沟通并观察，防止发生意外。

（4）挤入药液后，嘱老人放松、深呼吸，保留 5～10min 后排便，排便时不宜过于用力、耐心排便。

（5）注意保暖，保护隐私。

扫码观看
视频

十、更换集尿袋

【目的】对有下列情况的老人使用集尿袋：①需要严格记录每小时尿量以严格观察病情变化的老人；②某些手术前准备和手术后便于引流冲洗，促进切口的愈合；③为尿失禁或会阴部有伤口者引流尿液，以保持其会阴部清洁干燥；④留置导尿者集尿袋溢满的情况。

更换集尿袋	
护理程序	操作
评估	环境清洁、无异味 评估老人疾病、意识状况、配合程度；排尿功能、尿道外周情况
判断	根据评估结果，需要为老人更换集尿袋
计划	计划 0.5h 后为老人更换尿袋
实施	1.用物 清洁尿袋、碘伏、棉签、止血钳、手套、垫巾、记录单、笔

护理程序	操作
实施	2. 操作 （1）护理员衣着整洁、戴好口罩 （2）沟通并解释操作目的、配合方法 （3）检查尿管固定无滑脱、引流通畅 （4）垫巾垫于尿管与集尿袋连接处下，保持床单位整洁 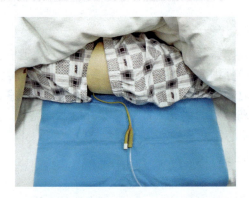 （5）放尿：观察集尿袋中尿液颜色、性状、量；打开放尿端排空余尿并关闭端口，夹闭引流管开关 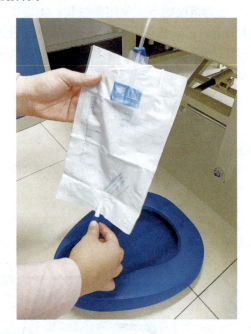 （6）洗手、戴手套 （7）打开清洁尿袋，关闭各开关并检查完好后妥善放于床旁备用；用止血钳夹闭尿管开口上端 5cm 处，分离尿管与尿袋

续表

护理程序	操作
实施	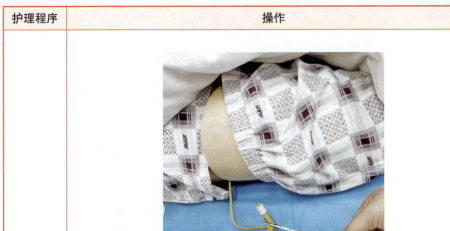 （8）将污染尿袋导管妥善放置于床边不影响操作；用碘伏棉签消毒尿管端口及外周 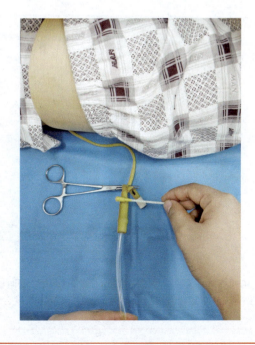

护理程序	操作
实施	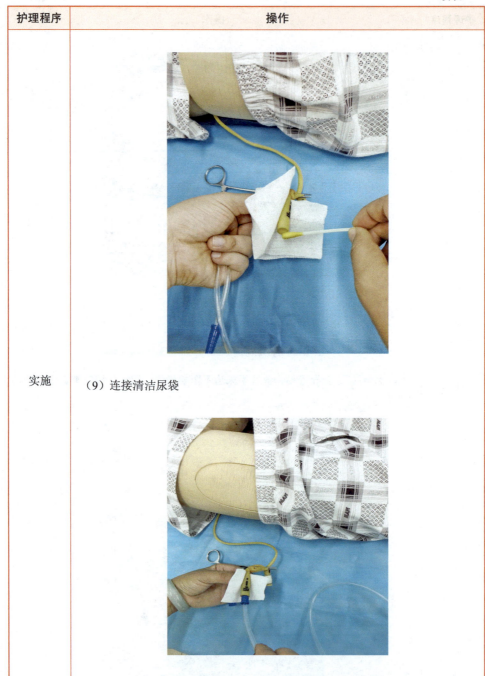 （9）连接清洁尿袋 （10）打开止血钳、尿袋引流管开关，确认引流通畅后夹闭引流管开关，每 2h 放尿；妥善固定导管、尿袋，使引流管长度、高度合适

护理程序	操作
实施	 （11）整理：撤下垫巾，整理床单位；污染用物置于医用垃圾袋；嘱老人不要随意移动尿管、尿袋，翻身注意导管 （12）记录：尿液颜色、性状、量
评价	老人无拉扯感、无不适 环境整洁、无污染、合理处置用物

【注意事项】

（1）尿袋应定期更换，更换周期参照不同种类尿袋使用说明。

（2）更换尿袋时应注意观察尿液的颜色、性状、量，如有异常及时通知医护人员并协助处理。

（3）妥善固定、保持导管引流通畅，随时观察尿管有无脱出、漏尿等情况，避免受压、扭曲、反折等情况。

（4）更换尿袋时应避免污染，引流管末端高度始终要低于膀胱的高度，避免尿液逆流造成污染。

（5）注意观察尿管接触的皮肤，如有红肿、破溃等情况应及时通知医护人员进行解决。

十一、更换造口袋

【目的】

（1）维持老人清洁卫生。

（2）预防造瘘口感染。

（3）增强老人信心。

更换造口袋	
护理程序	**操作**
评估	环境清洁、无异味 评估老人疾病、意识状况；大便情况、造瘘口情况
判断	根据评估结果，需要为老人更换造口袋
计划	计划 0.5h 后为其更换清洁造口袋
实施	1. 用物 清洁造口袋、保护油、棉签、温水、毛巾、盆、卫生纸、便盆 2. 操作 （1）护理员衣整洁、洗净双手、戴好口罩 （2）沟通并解释操作目的，注意遮挡

护理程序	操作
实施	（3）皮肤检查：将垫巾垫于人工肛门处的身下，打开造瘘口底盘扣环，取下造口袋放于便盆 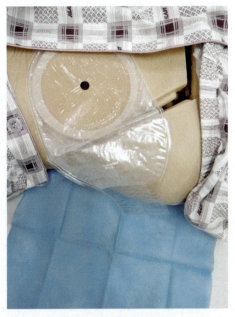 （4）检查人工肛门周围皮肤情况，如无异常可用柔软纸巾轻拭干净，再用温热毛巾清洁局部皮肤、擦干，擦甘油保护皮肤 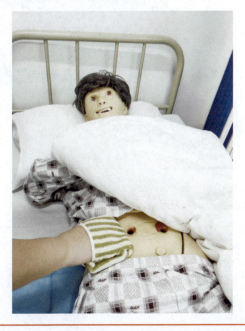

续表

护理程序	操作
实施	 （5）更换：连接清洁造口袋、扣紧，然后向下牵拉确认牢固固定，封闭造口袋下口 （6）整理用物：撤下垫巾、协助老人取舒适卧位、整理床单位；造口袋内粪便倾倒于厕所内 （7）记录：洗手、记录
评价	老人无不适 环境整洁，床单无污染，处置用物合理

【注意事项】

（1）餐后 2～3h 肠蠕动比较活跃，此时不宜更换造口袋。

（2）操作过程中注意保暖、隐私。

十二、布置睡眠环境

布置睡眠环境	
护理程序	操作
评估	环境清洁、温湿度适宜 评估整体情况：老人疾病、意识状况；局部情况：睡眠情况、睡眠习惯
判断	根据评估结果，需要采取措施帮助中老人改善睡眠状况
计划	计划老人入睡前为其布置舒适的睡眠环境
实施	1.用物 记录单、笔 2.操作 （1）护理员衣着整洁，事先查阅照护记录，了解睡眠状况 （2）沟通以详细了解睡眠情况、嘱咐或协助老人进行洗漱 （3）检查床铺：清洁干燥平整；枕头拍至松软；棉被厚薄适宜折于床尾或床对侧 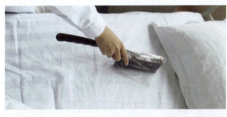 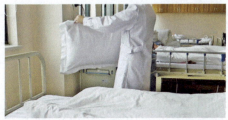 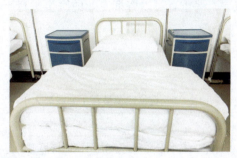 （4）调节环境 ①温度：夏季 22～24℃，冬季 18～20℃

续表

护理程序	操作
实施	② 湿度：50%～60% （5）协助老人躺下，取舒适卧位，盖好棉被，询问冷暖，根据情况增减棉被；需要时拉起床档 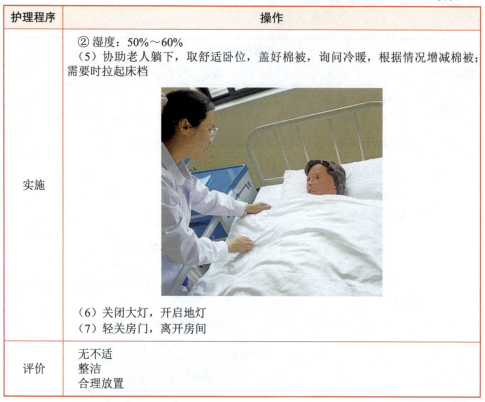 （6）关闭大灯，开启地灯 （7）轻关房门，离开房间
评价	无不适 整洁 合理放置

【注意事项】

（1）沟通时态度诚恳、认真，多使用开放式询问。

（2）认真观察是否存在影响睡眠的因素，并采取措施去除影响因素。

（3）尊重老人生活习惯，结合其特点，采取切实可行的措施。

（4）夜间加强巡视，如有异常尽早通知医护人员。

（5）如经了解后，发现影响老人睡眠的因素包括心理方面的因素，则应该进行相应的心理疏导，严重者可以咨询专业的医生进行干预。

十三、更换床单被套

更换床单被套（卧有老人）	
护理程序	操作
评估	室内整洁、温湿度适宜；关闭门窗、屏风遮挡 评估老年人身体活动情况、肌力、肢体活动度等；平卧在床、盖好被子、支起床档；提前解决大小便等要求

护理程序	操作
判断	床单被套污染、老人目前方便，可以更换床单被套
计划	计划0.5h后进行更换床单被套的操作
实施	1.用物 扫床车；床刷和刷套；脸盆2个，护理车上下层各1个；清洁床单和被套各1床；软枕1个。物品摆放合理 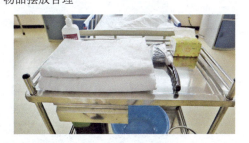 2.操作 （1）护理员自身准备：服装整洁；戴帽子、口罩；洗净双手 （2）备齐用物，推车进入居室置于床尾；沟通并解释操作目的，取得配合；态度和蔼；语言亲切 （3）护理员站在床右侧；协助老年人翻身向对侧侧卧，垫软枕；盖好被子 （4）移开床旁桌椅 （5）左手抓住床头床单，右手抓住床尾床单，向床中间拉出；双手松开近侧床单；向对侧卷起至老年人身下 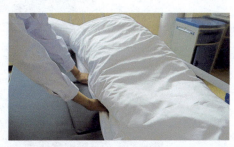 （6）右手取床刷，左手取床刷套，套在床刷上；左手扶老年人，右手拿床刷，从床头中线处开始清扫褥垫渣屑，从床头扫至床尾；每扫一刷重叠上一刷的1/3；渣屑从床尾扫到床下；将床刷污染面向下，放在护理车下层 （7）双手取清洁床单，对齐床中线，铺好近侧床单 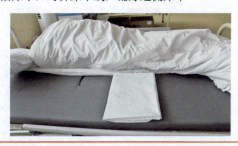

护理程序	操作
实施	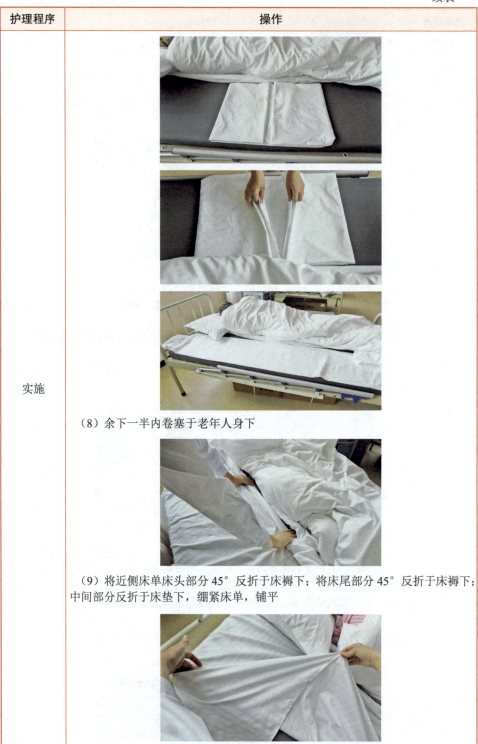（8）余下一半内卷塞于老年人身下 （9）将近侧床单床头部分45°反折于床褥下；将床尾部分45°反折于床褥下；中间部分反折于床垫下，绷紧床单，铺平

护理程序	操作
实施	 （10）撤掉软枕，将老年人向近侧翻身平卧；由平卧向近侧转移，侧卧于清洁床单上；盖好盖被，支起床档

护理程序	操作
实施	（11）推护理车转到床对侧，摆在床头；右手抓住床头床单，左手抓住床尾床单，向床中间拉出；双手松开近侧床单，将床单向上卷起；再用双手将污床单从床头、床尾分别向中间折叠、取出、放在污衣袋内 （12）用干净床刷面，从床头中线处清扫褥垫渣屑；从床头扫至床尾，每扫一刷要重叠上一刷的1/3，清扫完毕，撤下刷套，放在护理车下层脸盆中 （13）拉平老年人身下的清洁床单，平整铺于床褥上；将近侧床单床头部分45°反折于床褥下；将床尾部分45°反折于床褥下；绷紧床单，铺平 （14）协助老年人平卧于床中线；盖好被子；支起床档，询问感觉
评价	老人无不适，无摔倒、坠床、着凉、暴露隐私等风险 床铺干净整洁：操作后开窗通风；更换下的床单统一洗涤、消毒、晾干备用

【注意事项】

（1）操作轻柔、准确、熟练、安全，不过多暴露老人身体，以免受凉。

（2）协助老人翻身时，注意安全，防止坠床。

（3）扫床时，每扫一刷要重叠上一刷的1/3。

（4）一床一刷套，不可重复交叉使用。

（5）评估老年人身体状况，要认真、准确。

（6）与老年人沟通要体现人文关怀。

十四、为老人清洁口腔

扫码观看　扫码观看
视频1　　视频2

【目的】

（1）保持口腔清洁、湿润，预防口腔感染等并发症。

（2）去除口腔异味，促进食欲，确保舒适。

（3）评估口腔情况（如黏膜、舌苔及牙龈等），提供病情动态变化的信息。

口腔护理	
护理程序	操作
评估	环境清洁、无异味 整体评估：老人疾病、意识状况，了解能否配合操作 局部评估：有无义齿、口腔黏膜完整性、有无出血点等
判断	根据口腔评估结果，需要对老人进行口腔护理
计划	计划 0.5h 后对老人进行护理
实施	1. 用物 口腔护理包（弯盘 2 个、镊子 2 把、棉球 18 颗左右、压舌板、垫巾）、手电筒、润唇膏、适宜的口腔护理溶液 口腔清洁 漱口杯+吸管　第一种 润唇油+2根小棉签 弯盘（内放湿润不滴水的大棉签18根） 垫巾 手电筒 压舌板

护理程序	操作
实施	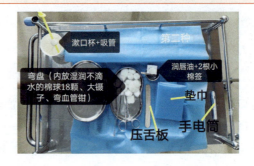 2. 操作 （1）护理员服装整洁，洗净双手 （2）沟通并解释操作目的、配合方法，叮嘱老人操作过程如有不适，可举手示意，不要讲话 （3）卧位：老人侧卧位或平卧位，头偏向护理员一侧，垫巾垫于颌下及胸前，取一弯盘放于口角旁 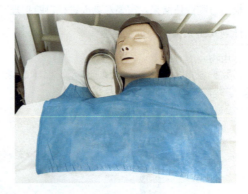 （4）观察口腔：一手持压舌板深入口腔向下压舌体，另一手持手电筒照射口腔，检查有无出血、感染、破溃等情况 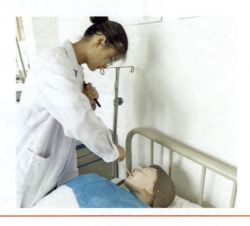

护理程序	操作
实施	（5）清点棉球数量，选择合适的口腔护理溶液浸湿后放于另一弯盘 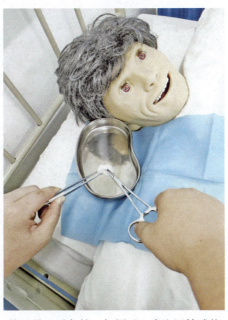 （6）清洁口腔。护理员双手各持一把镊子，夹取湿棉球绞干至不滴水，按以下顺序进行擦拭：口唇→（牙齿咬合）由上到下由白齿向门齿进行擦拭远侧外面→同法擦拭近侧外面→（张口）远侧上内面→螺旋擦拭远侧上咬合面→远侧下内面→螺旋擦拭远侧下咬合面→远侧颊部弧形擦拭 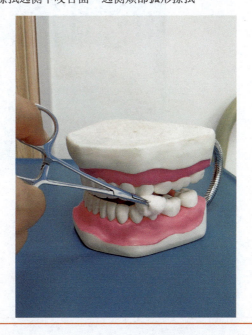

护理程序	操作
实施	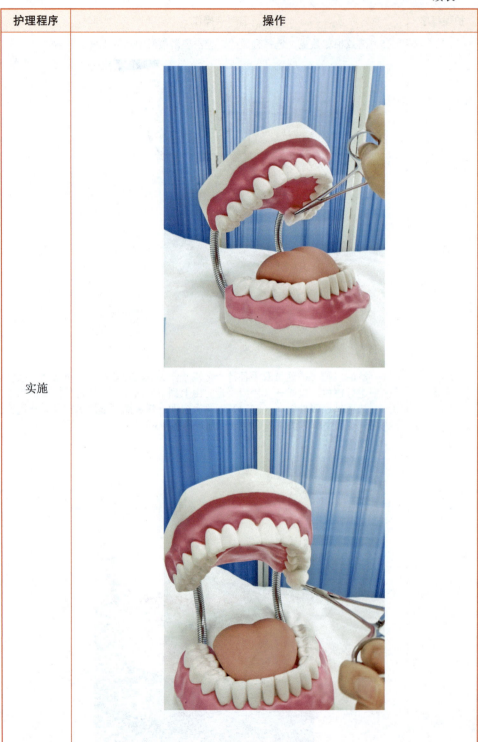

护理程序	操作
实施	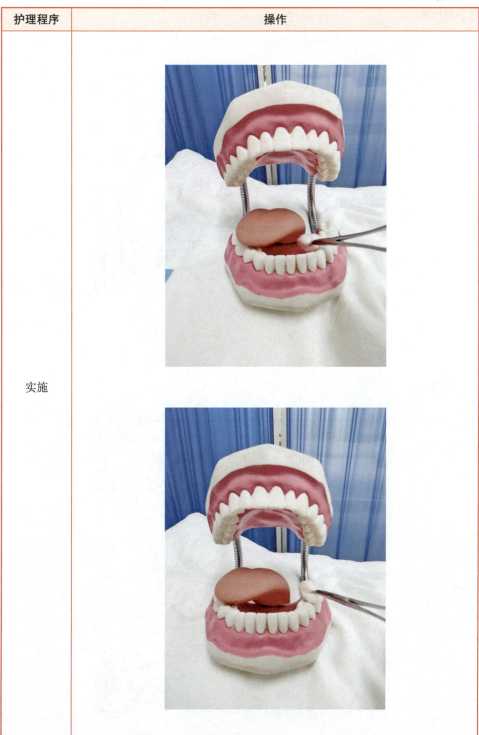

护理程序	操作
实施	近侧同法进行擦拭，擦拭上颚、舌面、舌下 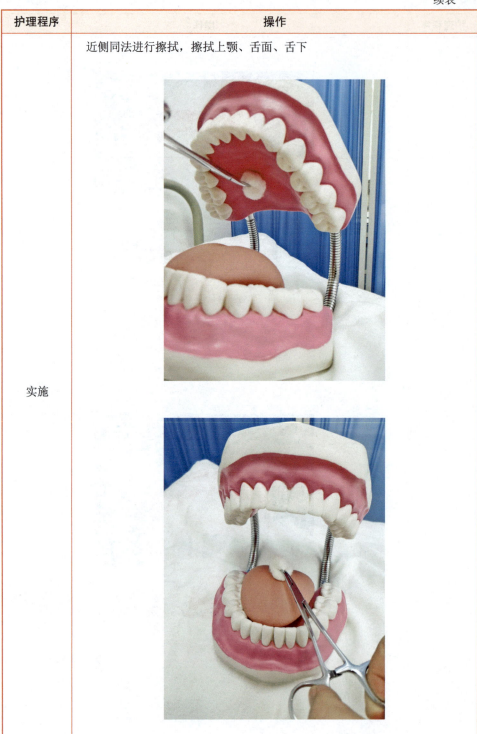

续表

护理程序	操作
实施	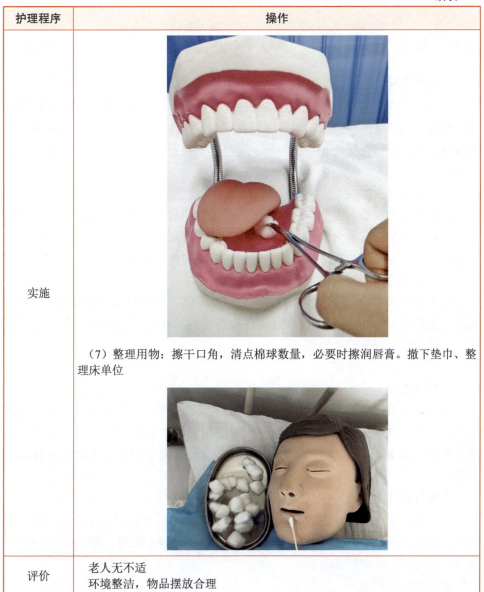 （7）整理用物：擦干口角，清点棉球数量，必要时擦润唇膏。撤下垫巾、整理床单位
评价	老人无不适 环境整洁，物品摆放合理

【注意事项】

（1）擦洗口腔时，一个部位用一颗棉球，棉球应拧至不滴水并且夹紧，防止遗落在口腔导致呛咳甚至窒息。

（2）操作时动作应轻柔，棉球包绕镊子（止血钳）头端，以免损伤口腔黏膜或牙龈。

（3）必要时使用张口器，如植物人、昏迷老人等。

（4）有义齿者，应先取下义齿再进行口腔清洁，义齿需单独清洁。

十五、为老人洗头

【知识链接】

保持头发整洁美观是日常卫生的一项重要内容。定期清洗头发和经常梳理头发可以有效地清除头皮屑及污垢，保持良好个人形象，使心情愉悦；同时经常梳理按摩头皮还可以促进头部血液循环，增强上皮细胞营养，促进头发生长，预防感染。

★正确的梳头方法

根据头发的长短、卷曲、受损程度选择适宜的梳发方法和梳发工具。动作轻柔，顺着头发生长方向分别从头顶和两侧开始，自额头发际梳至颈后发根处，力度要适中，梳发时可边梳边做按摩，以促进头皮的血液循环。

★正确的按摩头皮方法

头部有很多穴位，经常按摩头皮可以疏经活络、松弛神经、消除疲劳、延年益寿。按摩时分开五指，用指腹对头皮进行按揉，顺序从前额到头顶，再到枕部，反复按揉，直至头皮发热。

★头发清洁的重要性

1.晨间梳洗

晨间梳洗可以去除头皮屑，使头发整齐、清洁，减少感染机会。同时边梳理头发边按摩头皮，刺激头部血液循环，促进头发的生长和代谢，还可以醒脑提神、减缓大脑衰退、增强记忆力。良好的发型及形象可以维护老年人的自尊和自信。

2.坐位及床上洗发

定期为老年人洗发，可以保证老年人头发的整洁美观，减少感染，消除头部痒感，提高舒适度；提高老年人的自尊和自信，促进身心健康；预防和灭除虱蚤，还可以建立良好的照护关系。

★头发清洁的要求

1.晨间梳洗

老年人可以在每天早晨起床和晚上睡觉前各梳发一次，每次5~10分钟，其顺序是从额头往脑后梳2~3分钟，从左鬓往右鬓梳1~2分钟，从右鬓往左鬓梳1~2分钟，最后低下头从枕部发根处往前梳1~2分钟，以头皮有热胀感为度。

2.坐位及床上洗发

油性发质的老年人在春秋季可以2~3天洗发一次，夏季1~2天洗发一次，冬季可以每周洗发一次；干性发质的老年人在夏季可以 4～5 天洗发一次，秋冬季可以 7～10 天洗发一次。注意将水温控制在 40～45℃。

★头发清洁的观察要点

为老年人洗发时应注意观察老年人头发的分布、浓密程度、长度、脆性及韧性、干湿度、卫生情况、光泽度、颜色、有无虱子等，周围皮肤是否干燥、有无鳞片、伤口或皮疹、皮肤擦伤和表皮脱落等。

为老人洗头、梳头（坐位）	
护理程序	操作
评估	清洁、安静、温暖、关闭门窗，冬季调节室温 22～26℃ 老人意识状态、自理能力及心理需求，颈部活动情况
判断	老人头皮痒、头发异味等，需要清洗头发、梳理头发
计划	协助坐位老人洗头、梳头
实施	1.用物 毛巾 1 条、洗发液 1 瓶、梳子 1 把、脸盆 1 个、暖瓶 1 个、水壶 1 个（盛装 40～45℃温水）、方凳 1 个，必要时备吹风机 1 个 2.操作 （1）护理员自身服装整洁，仪表端庄，温暖双手 （2）关闭门窗，环境温暖 （3）向老年人解释操作目的及注意事项，取得老年人配合 （4）摆放体位：协助老年人取坐位，毛巾围于颈肩上，在老年人面前摆上方凳，方凳上放置脸盆，并叮嘱老年人双手扶稳盆沿，低头闭眼，头部位于脸盆上方 （5）协助洗发：照护人员用水壶缓慢倾倒温水浸湿老年人头发。将洗发液倒在掌心揉搓至有泡沫后，将洗发液涂于老年人头发上，用双手十指指腹揉搓头发、按摩头皮（力量适中，由发际向头顶部揉搓）。注意观察并询问老年人有无不适 （6）清洗头发：照护人员一手持水壶缓慢倾倒温水，一手揉搓头发至洗发液全部冲净 （7）擦干头发：取颈肩部毛巾擦干头发及面部，必要时用吹风机吹干头发。协助老年人将头发梳理整齐 （8）整理用物：协助老年人上床休息，清理用物 （9）洗手，记录
评价	老人感觉舒适；环境清新无异味

【注意事项】

（1）注意调节室温和水温，防止老年人着凉。

（2）洗发过程中随时观察并询问老年人状态，遇到情况及时处理。

（3）操作时动作轻快，减少老年人不适和疲劳。

（4）及时擦干头发，防止老年人着凉。

为老人洗头、梳头（平卧位）	
护理程序	操作
评估	清洁、安静、温暖、关闭门窗，冬季调节室温 22～26℃ 意识状态、自理能力及心理需求，颈部活动情况
判断	老人头皮痒、头发异味等，需要清洗头发、梳理头发
计划	协助平卧位老人洗头、梳头
实施	1.用物 洗头器 1 个、毛巾 1 条、洗发液 1 瓶、梳子 1 把、暖瓶 1 个、棉球 2 个、纱布 1 块、水壶 1 个（盛装 40～45℃温水）、污水桶 1 个，必要时备吹风机 1 个 2.操作 （1）护理员自身服装整洁，仪表端庄，温暖双手 （2）关闭门窗，环境温暖 （3）向老年人解释操作目的及注意事项，取得老年人配合 （4）放置洗头器：撤去枕头，在老年人颈肩部围上毛巾，头下放置简易洗头器，洗头器排水管置于污水桶中 （5）床上洗头：将棉球塞于老年人耳朵里，防止洗发过程中水流入耳内；用纱布盖于老年人眼睛上，防止水溅入眼内；用水壶缓慢倾倒温水润湿老年人头发，将洗发液倒于手掌中揉搓至有泡沫后，将洗发液涂于老年人头发上，双手十指指腹揉搓头发、按摩头皮（力量适中，由发际向头顶部揉搓） （6）清洗头发：一手持水壶缓慢倾倒温水，一手揉搓头发至洗发液全部冲净 （7）擦干头发：取颈肩部毛巾包裹头部，撤去简易洗头器。擦干面部及头发，将枕头垫于老年人头下。必要时用吹风机吹干头发。将头发梳理整齐 （8）整理用物：协助老年人取舒适卧位，整理床铺，清理用物 （9）洗手，记录
评价	老人感觉舒适；环境清新无异味

【注意事项】

（1）注意调节室温和水温，防止老年人着凉。

（2）洗发过程中随时观察并询问老年人有无不适，遇到问题及时处理。

（3）防止洗发过程中水流入眼、耳内或打湿被服，如果打湿及时更换。

（4）操作时动作轻快，减少老年人不适和疲劳。

（5）及时擦干头发，防止老年人着凉。

十六、为老人擦身

扫码观看
视频

【目的】

（1）促进皮肤血液循环，预防压疮、感染的发生。

（2）促进身体放松，增加活动机会。

床上擦浴	
护理程序	操作
评估	环境清洁、温湿度适宜 整体评估：老人疾病、意识状况，了解能否配合操作 局部评估：皮肤完整、按需排尿
判断	根据评估结果，需要为老人进行擦浴以保持清洁、促进血液循环
计划	计划 0.5h 后为老人进行床上擦浴
实施	1. 用物 毛巾、浴巾、洗浴用品；脸盆内盛放 40～45℃温水 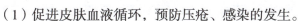 2. 操作 （1）护理员服装整洁，洗净双手 （2）核对，沟通并解释操作目的、方法、配合要点 （3）拉床帘或使用屏风保护老人隐私 （4）盖浴巾：松开盖被，用浴巾遮盖暴露部位 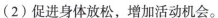

护理程序	操作
实施	（5）擦浴：脱去衣裤，大毛巾垫于擦拭部位下，小毛巾浸入温水中，拧至半干，缠于手上成手套状，以离心方向拭浴，每个部位拭浴完毕后用大毛巾擦干。顺序如下 ① 双上肢：老人取仰卧位，颈外侧→肩→肩上臂外侧→手背；侧胸→腋窝→上臂内侧→手心 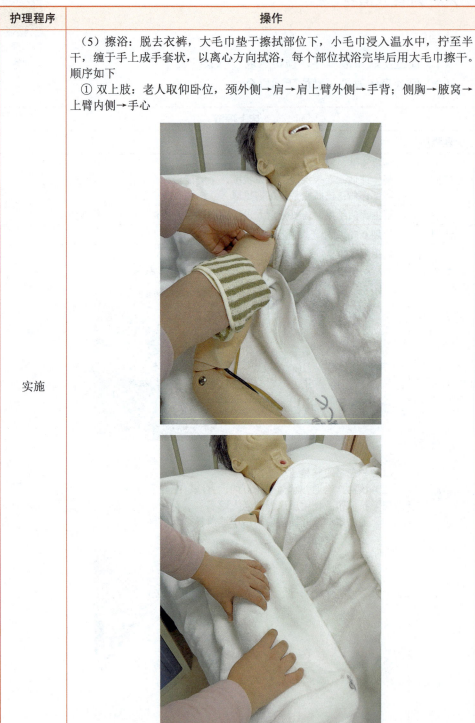

护理程序	操作
实施	② 腰背部：老人侧卧位，从颈下肩部→臀部，擦拭完毕，穿好上衣 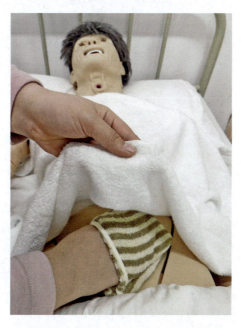 ③ 双下肢：老人取仰卧位，外侧，髂骨→下肢外侧→足背；内侧，腹股沟→下肢内侧→内踝；后侧，臀下→大腿后侧→腘窝→足跟 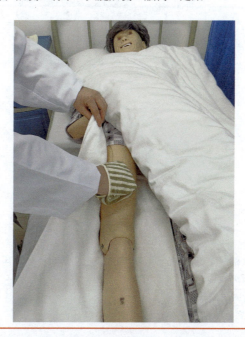

护理程序	操作
实施	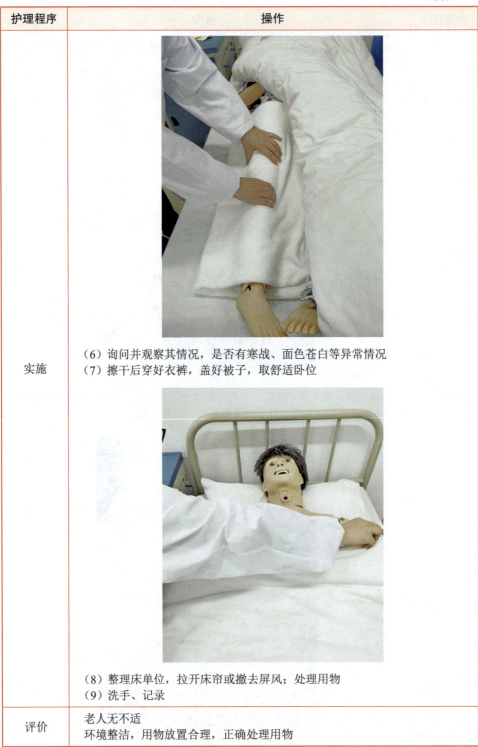 （6）询问并观察其情况，是否有寒战、面色苍白等异常情况 （7）擦干后穿好衣裤，盖好被子，取舒适卧位 （8）整理床单位，拉开床帘或撤去屏风；处理用物 （9）洗手、记录
评价	老人无不适 环境整洁，用物放置合理，正确处理用物

【注意事项】

（1）擦浴过程中，注意观察局部皮肤情况及老人反应。

（2）禁忌部位：胸前区、腹部、后颈、足底。

（3）擦浴时，以轻拍擦拭方式进行，避免用摩擦的方式。

擦浴过程注意保护老人隐私，避免暴露过多；注意保暖及安全。

扫码观看
视频

十七、穿脱（更换）衣裤

穿脱衣裤 （示例为老人右侧肢体活动不便）	
护理程序	操作
评估	环境宽敞、清洁、温湿度适宜 老人疾病、意识状况、配合程度、四肢活动情况
判断	自主穿脱衣裤能力受损，根据评估结果，判断其自主穿脱衣裤的能力下降，需要护理员协助并教会其穿脱衣裤
计划	计划协助其穿脱衣裤，并逐渐教会其自主穿脱衣裤
实施	1.用物 清洁的宽松衣裤 更换衣裤（开襟上衣） 更换衣裤（套头上衣）

护理程序	操作
实施	2. 操作 （1）护理员衣着整洁、洗净双手 （2）沟通并解释操作目的，配合要点，确定训练目标 （3）检查：衣服宽松舒适、无破损；揉搓双手使双手温暖并保持 （4）穿脱衣裤示范 ① 穿脱开襟上衣 ▲穿法：健侧手将患侧手穿入衣袖，将衣领拉至患侧肩上，然后由颈后抓住衣领并向健侧肩拉，拉到健侧后，将健侧手插入衣袖内，系好纽扣并整理 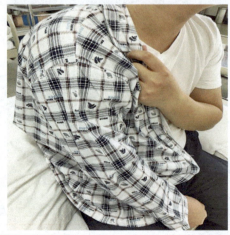

护理程序	操作
实施	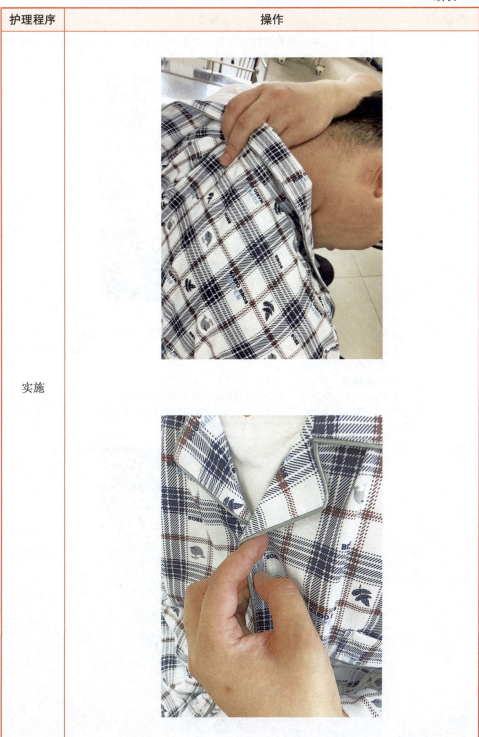

续表

护理程序	操作
实施	▲脱法：解开纽扣，健侧手抓住衣领，先脱患侧衣袖至患侧肩部脱出，然后脱去健侧衣袖，健侧手将患侧手从衣袖脱出，完成脱衣 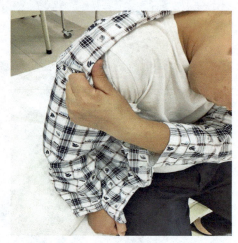 ② 穿脱套头上衣 ▲穿法：先将衣袖穿患侧手至肘部以上，再穿健侧手衣袖，最后套头 ▲脱法：将衣服拉至胸部以上，再用健侧手将衣服拉住，在背部从头脱出健侧手，最后脱出患侧衣袖 ③ 穿脱裤子 ▲穿法：健侧腿放在患侧腿下，患侧腿穿上裤腿后尽力上提至膝部以上，然后将患侧腿放下，再将健侧腿穿上裤腿，拉到膝部以上，然后慢慢向上拉到腰部，整理完成 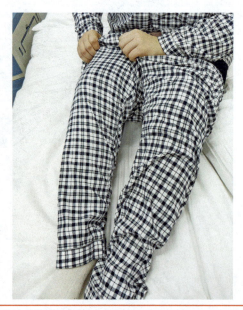

续表

护理程序	操作
实施	▲脱法：先脱健侧腿，然后脱患侧腿 （5）训练老人穿脱衣裤 ① 脱衣服时，护理员站在老人健侧，先协助老人脱去健侧衣袖，训练老人自己脱患侧的衣袖，必要时给予协助，保护安全 ② 穿衣服时，护理员站在老人患侧，先帮老人穿患侧衣裤，训练老人自己穿健侧的衣裤，必要时给予协助，保护安全 （6）询问、观察老人情况；沟通并鼓励老人
评价	老人锻炼适度、安全

【注意事项】

（1）进行训练时，应注意动作轻柔，避免造成对老人的损伤。

（2）训练过程关注老人的反应，随时交流沟通，了解老人的感受，根据老人的实际情况，调整训练强度，适当给予帮助，不可催促完成。

（3）训练过程中注意保护老人安全。

（4）训练的效果为下次训练目标的制定提供依据。

十八、翻身预防压疮

扫码观看
视频

【知识链接】

★ **压疮的概念**

压疮也称压力性溃疡，是指身体局部组织长期受压，血液循环障碍，局部组织持续缺血、缺氧、营养不良，导致皮肤失去正常功能而引起的局限性组织溃烂和坏死。

压疮最早被叫作"褥疮"，来源于拉丁文"decub"，意为"躺下"。容易使人误认为压疮是"由躺卧引起的溃疡"。实际上，压疮不仅可发生于长期卧床的患者，也可发生于长久坐位或其他患者。因此，引起压疮最重要的因素是压力，故目前医学上倾向于将压疮称为压力性溃疡。压疮本身不是原发疾病，一般是由于某些疾病发生后患者没有得到很好的护理而造成的损伤。一旦发生压疮，不仅给患者带来痛苦，加重病情，严重时还可继发感染引起败血症而危及生命。

★ **压疮形成的原因**

1. 压疮形成的力学因素

当持续性的垂直压力超过毛细血管压（正常为 16～32mmHg），局部组织会发生缺血、坏死、溃烂。造成压疮的主要力学因素是压力、剪切力与摩擦力，压力可压迫毛细血管，剪切力和摩擦力可撕裂组织、损伤血管。卧床或坐位的患者长时间不改变体位，局部组织受压过久出现血液循环障碍。

（1）压力：压力是局部组织遭受的垂直压力。引起压疮的最主要原因是局部组织承受持续性压力。单位面积承受的压力越大，组织发生压疮所需时间越短。研究提示，若外界施与局部的压强超过终末毛细血管压的2倍，且持续1～2h，即可阻断毛细血管对组织的灌流，引起组织缺氧；若持续受压2h以上，就可引起组织不可逆的损害，从而发生压疮。

（2）摩擦力：摩擦力是指相互接触的两物体，在接触面上发生的阻碍相对运动的力。当患者卧床、变换体位或坐轮椅时，皮肤随时都可受到床单或轮椅垫表面的逆行阻力摩擦，导致皮肤擦伤，擦伤的皮肤一旦受到汗、尿、粪等的浸渍，更易发生压疮。

（3）剪切力：剪切力是由两层组织相邻表面间的滑行，产生进行性的相对移位时所产生的一种力。它是压力和摩擦力共同作用的结果，与体位密切相关，比如：患者靠坐在轮椅上时，身体会向下滑，与髋骨紧邻的组织随骨骼向下移动，但皮肤与椅面间存在摩擦力，皮肤和皮下组织无法移动，加上皮肤垂直方向的压力，从而导致剪切力的产生。此时，组织血管拉长、扭曲、断裂，形成血栓和真皮损害，进而发生深部坏死。

2. 局部潮湿或排泄物刺激

如大小便失禁、伤口分泌物增多、引流渗出液、出汗等可使皮肤酸碱度改变和受到潮湿刺激而受损。且潮湿的皮肤有利于微生物滋生，还使皮肤变软，耐受性降低。另外，床单皱褶、碎屑等亦可导致皮肤受损。

3. 营养不良或水肿

营养状况是影响压疮形成的一个重要因素。长期营养不良，可致肌肉萎缩、皮下脂肪变薄，皮肤与骨骼间的充填组织减少；机体脱水时皮肤弹性变差，在压力或摩擦力的作用下容易变形，压疮发生的危险增加。水肿的皮肤由于弹性、顺应性下降，更容易受损伤，同时组织水肿使毛细血管与细胞间距离增加，氧和代谢产物在组织细胞的溶解和运送速度减慢，皮肤出现营养不良，容易发生压疮。

4. 医疗器械使用不当

使用石膏、绷带、夹板、约束带、牵引时，衬垫不当，松紧不适宜，致使局部血液循环受阻，而发生压疮。

★压疮分期和临床表现

压疮的发生是一个渐进性过程，常用的分类系统是依据其受压皮肤损伤程度分为四期。

1. Ⅰ期

淤血红润期，此期为压疮初期，局部皮肤出现暂时性血液循环障碍，表现为红、肿、热、痛或麻木，解除压力30min后，皮肤颜色仍不能恢复正常。此期皮肤完整性未破坏，为可逆性改变，如及时去除诱因，加强预防措施，可阻止压疮的发展。

2. Ⅱ期

炎性浸润期，红肿部位继续受压，血液循环仍得不到改善，静脉回流受阻，局部静脉淤血，皮肤的表皮层、真皮层或二者均发生损伤或坏死。受压部位呈紫红色，皮下产生硬结，常伴有水疱，极易破溃，水疱破溃后表皮脱落显露潮湿、红润的创面，患者有疼痛感。此期若及时解除受压，改善血液循环，清洁创面，仍可防止压疮进一步发展。

3. Ⅲ期

浅度溃疡期，皮肤全层破坏，损伤可达皮下组织和深层组织，但肌肉、肌腱和骨骼尚未暴露。主要表现为表皮水疱逐渐扩大、破溃，真皮层创面有黄色渗出液，感染后表面有脓液流出，浅层组织坏死，形成溃疡。疼痛感加重。

4. Ⅳ期

坏死溃疡期，为压疮严重期。主要表现为坏死组织侵入真皮下层和肌肉层，感染向周围及深部组织扩展，可深达骨骼。坏死组织发黑，脓性分泌物增多，有臭味，严重者细菌及毒素侵入血液循环，可引起脓毒败血症，造成全身感染，甚至危及患者生命。

压疮创面覆盖较多的坏死组织或局部皮肤出现紫色、焦痂等改变时，压疮难以划分。2014 年美国国家压疮咨询委员会／欧洲压疮咨询委员会压疮分类系统，根据压疮累及的深度和组织结构的变化将压疮分为六种情况，增加了不可分期压疮和可疑深度组织损伤，进一步描述了局部组织损伤累及的深度和结构。

不可分期压疮：全层组织缺失，创面基底部覆盖有腐肉和／或焦痂。此期无法确定其实际缺损深度，彻底清除坏死组织和（或）焦痂，暴露创面基底部后方可判断其实际深度和分期。清创前通常渗液较少，甚至干燥，痂下感染时可出现溢脓、恶臭。

可疑深部组织损伤压疮：皮肤完整，局部区域出现紫色或褐红色颜色改变，或有出血性水疱，是由于压力和（或）剪切力所致皮下软组织受损所致。可伴有疼痛、坚硬、糜烂、松软、潮湿、皮温升高或降低。肤色深者难以辨认深层组织损伤。

★ 压疮的好发部位

压疮好发于经常受压和无肌肉包裹或肌层较薄、缺乏脂肪组织保护的骨隆突处，压疮的发生与卧位有密切关系。体位不同，受压点不同，好发部位也不同。

1. 仰卧位

好发于枕骨粗隆、肩胛部、肘部、脊椎体隆突处、骶尾部、足跟及足趾。

2. 侧卧位

好发于耳郭、肩峰、肋部、髋部、膝关节的内外侧及内外踝等。

3. 俯卧位

好发于面颊和耳郭、肩峰、女性乳房、男性生殖器及肋缘突出处、髂嵴、膝部、足趾部等。

4. 坐位

好发于坐骨结节。

★压疮的危险因素和高危人群的评估

早评估、早发现、早预防是降低压疮发生率的关键，护理员首先要对压疮的危险因素有充分认识，其次能对护理对象发生压疮的可能性进行有效评估，然后才能采取针对性的预防措施。

1. 危险因素评估

（1）Braden 危险因素评估表

项目/分值	1分	2分	3分	4分
感觉：对压力相关不适的感受能力	完全受限	非常受限	轻度受限	未受限
潮湿：皮肤暴露于潮湿环境的程度	持续潮湿	潮湿	有时潮湿	很少潮湿
活动力：身体活动程度	限制卧床	坐位	偶尔行走	经常行走
移动力：改变和控制体位的能力	完全无法移动	严重受限	轻度受损	未受限
营养：日常食物摄取能力	非常差	可能缺乏	充足	丰富
摩擦力和剪切力	有问题	有潜在问题	无明显问题	—
说明 　总分值范围 6~23 分，分值越低，提示发生压疮的危险性越高。≤ 18 分，提示有发生压疮的风险，需要采取预防措施 15~18 分：低危　　13~14 分：中危　　10~12 分：高危　　≤ 9 分：极危险				
评估结果				
护理措施				

（2）Norton 危险因素评估表

项目/分值	1分	2分	3分	4分
身体状况	极差	不好	一般	良好
精神状态	昏迷	不合逻辑	无动于衷	思维敏捷
活动能力	卧床	坐轮椅	需协助	可以走动
灵活程度	不能活动	非常受限	轻微首先	行动自如
失禁情况	二便失禁	经常失禁	偶有失禁	无失禁
说明 　总分值范围 5~20 分，分值越低，提示发生压疮的危险性越高。≤ 14 分，提示有发生压疮的风险，需要采取预防措施 　此表缺乏营养状态的评估，使用时需补充相关内容				
评估结果				
护理措施				

2. 高危人群

压疮发生的高危人群包括：①神经系统疾病患者；②脊髓损伤者；③老年患者；④身体衰弱、营养不良患者；⑤肥胖患者；⑥水肿患者；⑦疼痛患者；⑧发热患者；⑨使用医疗器械者；⑩手术患者。对上述高危人群应加强压疮预防和管理。

★ 压疮的预防

控制压疮发生的关键是预防，预防压疮的关键是去除病因，对危重和长期卧床等易发生压疮患者，应经常观察受压部位皮肤情况，以有效的护理措施预防和杜绝压疮的发生。因此，护士在工作中应做到"七勤"，即勤观察、勤翻身、勤擦洗、勤按摩、勤更换、勤整理和勤交班。

扫码观看
视频

1. 保护皮肤，避免外界机械力的作用

（1）经常更换卧位：鼓励和协助卧床患者经常更换体位是预防压疮最有效的方法，它可使骨骼突起部位交替受压。利用支撑用具协助患者采取30°倾斜侧卧位（右侧、仰卧、左侧交替进行）的躺卧姿势，可尽量减轻骨骼突起部位的受压，病情允许可耐受者还可交替增加应用俯卧位，但注意避免90°侧卧位或半坐卧位等使压力加大的躺卧姿势。翻身的间隔时间根据病情及受压处皮肤情况决定，至少每2h翻身1次，如果骨骼隆起处皮肤出现红色，应避免局部继续受压并增加翻身次数。建立床头翻身记录卡，以保证翻身正确性和不间断，每次翻身后，应观察皮肤有无水肿、发冷或发红。另外，还可使用电动翻转床帮助患者变换卧位。

翻身记录卡			
姓名：		床号：	
日期/时间	体位	皮肤情况	护理员

（2）保护骨突处和支持身体空隙处：患者体位安置妥当后，可在骨突处或易受压部位垫海绵垫褥、水褥、气垫褥、羊皮垫或使用翻身床等，或在身体空隙处垫软枕、海绵垫等使支撑身体重量的面积增大，从而降低骨突部位皮肤所受到的压强；羊皮垫具有抵抗剪切力及高度吸收水蒸气的性能，适用于长期卧床患者；对易受压部位还可采用支被架抬高被毯，以避免局部受压，但不宜使用可引起溃疡的圈状垫，如棉圈和橡胶气圈。

（3）避免摩擦力和剪切力：在给患者翻身或搬运患者时，应将患者的身体抬离床面，避免拖、拉、推、拽。对于长期卧床的患者，除非病情限制，床头抬高不超过30°，可减少剪切力的发生。不可使用破损便盆，以免擦伤皮肤。

（4）正确使用医疗用具：对使用石膏、绷带、夹板等固定的患者，衬垫应平整、柔软、松紧适度、位置合适，尤其要注意骨隆突处的衬垫，应注意观察局部皮肤和肢端皮肤颜色的变化，认真听取患者的主诉，一旦发现石膏绷带凹凸不平或过紧，立即通知医生，及时调整。

2. 避免局部理化因素的刺激

（1）保持皮肤清洁、干燥：对大小便失禁、出汗及分泌物多的患者，应及时洗净擦干。清洁皮肤时采用温水或中性溶液清洁患者皮肤，避免使用碱性肥皂、含乙醇的用品，以免引起皮肤干燥或使皮肤残留碱性残余物而刺激皮肤。擦洗动作应轻柔，不可用力过度，防止损伤皮肤。清洁皮肤，使其干燥后，可适当使用润肤品以保持皮肤湿润。对皮肤易出汗的部位如腋窝、腘窝及腹股沟等，应及时擦干汗液。对排泄失禁者，应及时擦洗皮肤，并根据患者皮肤情况采取隔离防护措施，如局部使用皮肤保护剂、水胶体类敷料或伤口保护膜等，以保护局部皮肤免受刺激。

（2）保持床单及被褥整洁、干燥、无碎屑，严禁让患者直接卧于橡胶单或塑料布上。对排泄失禁者应及时更换床单、衣物，以减少对皮肤的刺激和损伤。

3. 促进局部血液循环

（1）关节活动度练习：简称 ROM 练习，是指根据每一特定关节可活动的范围来对此关节进行屈曲和伸展的运动，是维持关节可动性的有效锻炼方法。对长期卧床或活动障碍的患者，每日应进行主动或被动的全范围关节运动，以维持关节的活动性和肌肉的张力，促进肢体的血液循环。

（2）定期为患者温水擦浴：不仅能清洁皮肤，还能刺激皮肤血液循环，但水温不宜过高，以免损伤皮肤。

（3）局部受压部位适当按摩：患者变换体位后，对局部受压部位进行适当按摩，改善该部位血液循环，预防压疮发生。但需注意的是，传统按摩皮肤的方法尚缺乏科学证据支持，不适当按摩皮肤可造成深部组织的损伤。对因受压而出现反应性充血的皮肤组织则不主张按摩，因此时软组织已受到损伤，实施按摩可造成深部组织损伤。

4. 改善机体营养状况

营养不良既可导致压疮，又可影响压疮的愈合。蛋白质是机体组织修补所必需的物质，维生素 A、维生素 C、维生素 B_1、维生素 B_5 和锌也可促进伤口的愈合，因此在病情许可的情况下应给予患者高蛋白、高热量、高维生素饮食和适当补充硫酸锌，对不能进食的患者，可使用鼻饲或静脉营养。另外，水肿患者应限制水和盐的摄入，脱水患者应及时补充水和电解质。

5. 鼓励患者活动，尽可能避免给患者使用约束带和镇静药

在病情许可的情况下，协助患者进行肢体功能练习，鼓励患者尽早离床活动，预防压疮发生。

6. 健康教育

为了让患者及其家属有效地参与预防压疮的工作，应确保患者和家属的知情权，使其了解自身皮肤状态及压疮的危害，指导其掌握预防压疮的知识和技能，包括引起压疮的原因、压疮形成的危险因素、压疮的好发部位和表现、营养知识、减压装置的选择、翻身技巧及皮肤清洁技巧等，从而鼓励患者和家属有效地协助或独立采取措施预防压疮。

★压疮的治疗和护理

治疗压疮的措施以局部治疗为主、全身治疗为辅的综合性治疗措施。

1. 全身治疗积极治疗原发病，补充营养和进行全身抗感染治疗等

良好的营养是创面愈合的重要条件，因此应给予平衡饮食，增加蛋白质、维生素及微量元素的摄入。对长期不愈的压疮，可静脉滴注复方氨基酸溶液。低蛋白血症患者可静脉输入血浆或人血白蛋白；不能进食者采用全胃肠外营养治疗，以满足机体代谢需要。此外，遵医嘱给予抗感染治疗，预防败血症发生。同时加强心理护理，消除不良心境，促进身体早日康复。

2. 各期压疮的治疗和护理

评估、测量并记录压疮的部位、大小（长、宽、深）、创面组织的形态、渗出液、有无潜行或窦道、伤口边缘及周围皮肤状况等，对压疮的发展进行动态监测，根据压疮分期的不同和伤口情况采取针对性的治疗和护理。

（1）淤血红润期：此期皮肤已破损，不提倡局部皮肤按摩和擦洗，防止造成进一步伤害。因此，护理的重点是去除致病因素，采取加强避免局部继续受压，增加翻身次数；避免摩擦、潮湿等压疮预防措施外，局部可使用半透膜敷料或水胶体敷料加以保护，防止压疮继续发展。

（2）炎性浸润期：此期护理的重点是保护皮肤，避免感染。除继续加强预防压疮的各项措施外，应对出现水疱的皮肤进行处理。对未破的小水疱可用无菌纱布包扎，并减少摩擦，防止破溃、感染，使其自行吸收；大水疱可在无菌操作下，用无菌注射器抽出疱内液体（不可剪去表皮），表面涂以消毒液，并用无菌敷料包扎。如水疱已破溃，应消毒创面及其周围皮肤，再用无菌敷料包扎。

（3）浅度溃疡期：此期护理的重点是清洁创面，消除坏死组织，处理伤口渗出液，促进肉芽组织生长，并预防和控制感染。

根据伤口类型选择伤口清洗液。创面无感染时可用生理盐水冲洗；创面有感染时可根据创面细菌培养及药物敏感试验结果选用合适冲洗液，如 0.02% 呋喃西林溶液、3% 过氧化氢溶液等。

进行清创处理时，应根据患者的病情和耐受性、局部伤口坏死组织情况和血液循环情况选择清创方式，如外科清创、机械性清创、自溶性清创、生物性清创及化学性清创等。清创期间应动态观察伤口渗出液量、组织类型和面积的变化。

根据渗出液的特点，选择适当的湿性敷料，确定换药频率。局部创面还可采用药物治疗，如碘伏、胰岛素、碱性成纤维因子等，或采用清热解毒、活血化瘀、去腐生肌的中草药治疗。

（4）坏死溃疡期：此期护理除继续采用浅度溃疡期的治疗和护理措施外，重点是去腐生新。采取清创术清除焦痂和腐肉，处理伤口潜行和窦道以减少无效腔，并保护暴露的骨骼、肌腱和肌肉。

对深达骨质、保守治疗不佳或久治不愈的压疮可采取外科手术治疗，如植皮修补缺损或皮瓣移植术等。对无法判断的压疮和怀疑深层组织损伤的压疮需进一步全面评估，采取必要的清创措施，根据组织损伤程度选择相应的护理方法。

3.其他方法

一些治疗方法正在探讨中，如电流刺激、高压氧疗、激光治疗、超声波疗法外敷用药及全身用药等。上述治疗压疮无效时，可考虑用手术清除坏死组织、植皮等，促进伤口愈合。术后注意避免伤口受压，防止伤口感染。

扫码观看视频

协助翻身预防压疮 （以平卧位转右侧卧位为例）	
护理 程序	操作
评估	环境宽敞、清洁、温湿度适宜 老人疾病、意识状况、配合程度、四肢活动情况
判断	老人当前卧位时间过长、当前卧位不舒适等，根据评估结果，老人需要翻身
计划	计划0.5h后为老人进行翻身
实施	1.用物 软枕或体位垫，视情况备干净衣裤、床单、尿垫等 压疮预防　洗手液　腿下软枕　胸前软枕　三角枕

护理程序	操作
实施	 2. 操作 （1）护理员衣帽整洁、洗净双手 （2）沟通并解释 ① 操作目的：促进血液循环、促进舒适，预防压疮 ② 配合要点：翻身为右侧卧位 （3）松开盖被，老人仰卧、屈膝，双手交叉放于胸腹部 （4）移向一侧：护理员站在老人左侧，一手托起老人肩颈部，另一手托腰部，将老人上半身抬起、移至护理员侧；然后一手托老人腰部，另一手托大腿，将老人下半身移至护理员侧

护理程序	操作	
实施	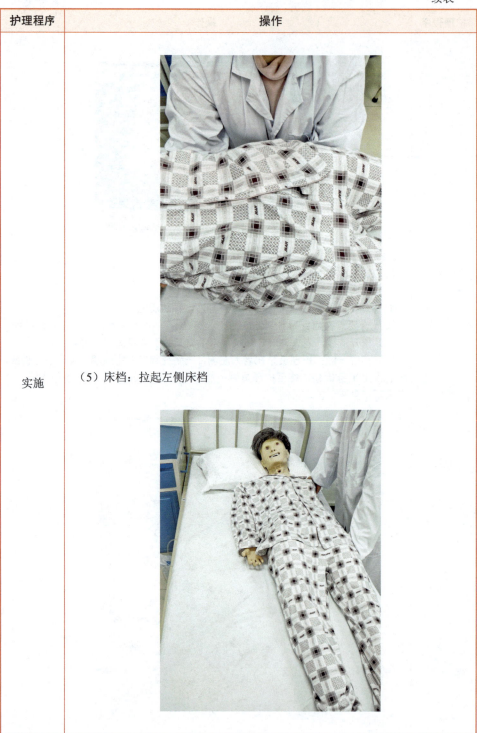 （5）床档：拉起左侧床档	

护理程序	操作
实施	（6）翻身：护理员转至老人右侧，一手托起老人肩部，另一手扶托老人髋部，将老人轻轻翻身至护理员侧；将老人双膝倒向护理员侧，呈侧卧位；调整卧位，使老人舒适 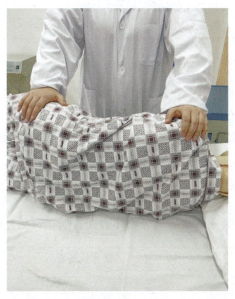 （7）垫枕：在老人背部、胸前放软枕或体位垫支撑老人体位；上侧腿略向前屈曲，膝下垫软枕；必要时，在手肘处垫小软枕 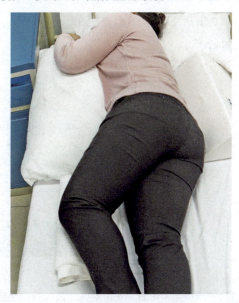

续表

护理程序	操作
实施	（8）床档：拉起右侧床档 （9）询问老人，体位舒适 （10）整理床单位
评价	老人翻身时无不适 老人翻身后体位舒适

【注意事项】

（1）翻身动作应轻、稳、熟练，操作过程中关注老人的感受，保持良好沟通。

（2）注意保护老人隐私，保证老人安全。

（3）如老人身上有导管，应先妥善固定导管，后翻身。

十九、使用紫外线灯消毒

【目的】清除床、桌、椅等物体表面暂居菌，防止感染。

紫外线消毒	
护理程序	操作
评估	环境宽敞、明亮；通风条件好
判断	老人离床、外出、出院后，根据评估结果，需要对物体表面进行紫外线消毒
计划	计划 0.5h 后使用紫外线灯进行消毒
实施	1.用物 紫外线灯、95% 乙醇、消毒液、抹布、水桶、污物袋 2.操作 （1）护理员穿工作服、衣帽整齐，戴口罩、手套

护理程序	操作
实施	（2）沟通并解释操作目的，让室内人员暂时离开房间 （3）撤去被服、打开各种柜门、抽屉，翻转床垫，关闭门窗 （4）用 95% 乙醇清洁紫外线灯灯管 （5）预热：打开紫外线灯，时间为 5～7min （6）消毒：时间为 25～30min （7）距离：物品消毒距离为 25～60cm，空气消毒范围不超过 2m。离开房间、关门，在门口设立标牌"消毒 30min" （8）擦拭：照射完毕后，关闭紫外线灯，用消毒液擦拭柜子、桌子等物品表面 （9）开窗通风 0.5h，铺好床单位 （10）整理：撤去紫外线灯，污物置于污物桶内
评价	环境清洁、无污染；物品放置合理、正确处理污物

【注意事项】

（1）紫外线对眼睛、皮肤有害，操作过程应注意个人防护，必要时可佩戴护目镜、穿防护服。

（2）空气消毒时，空气中不应有过多灰尘，若温度过高或过低，应适当延长照射时间。

（3）保持紫外线灯管清洁，定期用 95% 乙醇纱布轻轻擦拭，除去灰尘，晾干后再使用。关灯后待灯管冷却 3～4min 后再开灯，以免灯管损坏。

（4）定期检测紫外线灯有效辐射强度，当灯管使用时间超过 1000 小时应予以更换。

二十、使用热水袋

【目的】 保暖、解痉、镇痛、舒适。

使用热水袋	
护理程序	操作
评估	环境清洁、温湿度适宜 整体评估：老人疾病、意识状况，了解能否配合操作 局部评估：体位舒适、活动能力
判断	老人有局部疼痛、血运不畅、环境湿冷等问题，根据评估结果，需要使用热水袋为老人保暖
计划	计划 0.5h 后使用热水袋

护理程序	操作
实施	1.用物 热水袋及袋套、水温计、毛巾、冷水、热水、盛水容器 2.操作 （1）护理员服装整洁，洗净双手 （2）沟通并解释操作目的，核对床号、姓名 （3）调节水温：先加冷水，然后慢慢加入热水，调节水温至50℃左右 （4）备热水袋 ① 灌水：放平热水袋、去塞，一手持袋口边缘，另一手灌水，边灌边提高热水袋，灌至1/2～2/3满 ② 排气：热水袋放平，排出袋内空气并拧紧塞子 ③ 检查：用毛巾擦干热水袋的水渍，倒提，确认不漏水

护理程序	操作
实施	④ 套袋：将热水袋装入布袋 （5）放置：将热水袋放置于老人所需部位（足下或身旁），距离局部皮肤10cm处，袋口远离身体一侧；时间不超过30min （6）观察：用热过程中10～15min询问并观察老人反应、局部皮肤情况、热水袋温度、效果等 （7）整理：撤去热水袋，协助老人取舒适卧位，整理床单位。热水倒空，倒挂晾干，吹气，旋紧塞子，放于阴凉处；布袋洗净，晾干备用 （8）记录：洗手，记录用热部位、时间、效果
评价	老人无不适 环境整洁，物品放置合理、正确处理

【注意事项】

（1）检查热水袋有无破损，以防漏水。

（2）一般热水袋的温度为60～70℃，昏迷、老人、感觉迟钝、循环不良等老人，水温应低于50℃。

（3）使用热水袋过程中，如出现局部皮肤潮红、疼痛，应停止使用，并在局部涂凡士林以保护皮肤。

（4）热水袋应距离身体10cm放置，或置于毛毯外间接给热，以免低温烫伤。

（5）加强巡视，定期观察。

二十一、为老人湿热敷

扫码观看
视频

【目的】解痉、消炎、消肿、止痛。

为老人湿热敷	
护理程序	操作
评估	环境清洁、温湿度适宜 整体评估：老人疾病、意识状况、配合程度 局部评估：局部皮肤、伤口情况
判断	老人有局部疼痛、炎症、肿胀等，根据评估结果，需要进行湿热敷以缓解症状
计划	计划 0.5h 后进行湿热敷
实施	1.用物 卵圆钳（或大镊子）2 把、敷布 2 块、凡士林、纱布、棉签、一次性治疗巾（油布治疗巾）、棉垫、水温计；脸盆、50～60℃热水、热水袋、大毛巾、治疗盘 2.操作 （1）护理员：服装整洁，洗净双手 （2）沟通并解释：操作目的，解痉、止痛、消炎、消肿；配合要点；核对床号、姓名 （3）测水温：50～60℃，将敷布浸于热水中 （4）患处：暴露患处，垫巾垫于受敷部位下；凡士林涂于患处，范围大于敷布大小

护理程序	操作
实施	（5）热敷方法 ① 用卵圆钳（大镊子）夹取敷布并拧至不滴水，护理员用手腕内侧试温，不烫手为宜；抖开、平铺敷布于患处上，上盖棉垫；视情况放置热水袋、盖上大毛巾，以维持热敷效果

护理程序	操作
实施	 ②时间：每 3～5min 更换一次敷布，持续 15～20min ③注意：及时更换盆内热水，保持水温 50～60℃，若老人感觉敷布过热，可掀起敷布一角帮助散热 （6）观察：热敷过程中随时观察局部反应，如有皮肤发红、发痒等不适，及时处理；询问老人感受 （7）热敷结束：取下敷布，轻轻擦干局部 （8）整理：协助老人取舒适卧位，整理床单位 （9）脏水倒掉，敷布清洗、消毒 （10）洗手、记录：记录用热部位、时间、效果
评价	观察、询问老人无不适 整洁 放置合理、正确处理

【注意事项】

（1）若老人热敷部位不禁忌压力，可在敷布上放置热水袋、盖上大毛巾，以维持热敷效果。

（2）热敷完毕，不可用摩擦法擦干局部，易使局部皮肤受损。

（3）若热敷部位有伤口，须按无菌技术处理伤口。

（4）热敷过程，随时询问、观察老人感受和局部情况，有异常应及时处理，避免烫伤。

（5）热敷时间不超过 30min，以免产生继发效应。

二十二、测量生命体征

（一）测体温

扫码观看
视频

【目的】

（1）判断体温是否异常，监测体温变化。

（2）协助判断，为预防、治疗、康复和护理提供依据。

测量体温	
护理程序	**操作**
评估	环境清洁、温湿度适宜 整体评估：老人疾病、意识状况，了解能否配合操作 局部评估：腋下皮肤、出汗情况 / 口腔情况
判断	老人有发热、发冷或其他不适，根据评估结果，需要为老人测量体温
计划	计划 0.5h 后测量体温
实施	1. 用物 清洁已消毒的体温计（刻度在 35℃ 以下）、盛放测温后体温计的容器、计时器、纸巾（纱布）、体温记录单。若测肛温，需另备润滑液、棉签、卫生纸

护理程序	操作
实施	 清洁罐（底部铺1块纱布+放1根体温计） 2. 操作 （1）护理员服装整洁，洗净双手 （2）沟通并解释操作目的；核对床号、姓名 （3）测量体温 ① 口温 部位：口表水银端斜放于舌下热窝（舌系带两侧） 方法：闭口、勿咬，用鼻呼吸 时间：3min ② 腋温 部位：体温表水银端放于腋窝正中 方法：擦干腋窝汗液，体温计紧贴皮肤，屈臂过胸，夹紧 时间：10min

护理程序	操作
实施	 ③肛温 体位：侧卧、俯卧、屈膝仰卧位，暴露测量部位 方法：润滑肛表水银端，插入肛门 3～4cm 时间：3min

续表

护理程序	操作
实施	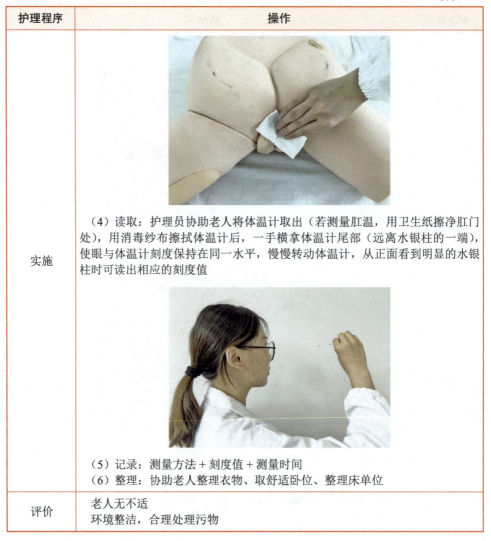 （4）读取：护理员协助老人将体温计取出（若测量肛温，用卫生纸擦净肛门处），用消毒纱布擦拭体温计后，一手横拿体温计尾部（远离水银柱的一端），使眼与体温计刻度保持在同一水平，慢慢转动体温计，从正面看到明显的水银柱时可读出相应的刻度值 （5）记录：测量方法＋刻度值＋测量时间 （6）整理：协助老人整理衣物、取舒适卧位、整理床单位
评价	老人无不适 环境整洁，合理处理污物

【注意事项】

（1）避免影响体温测量的各种因素，如冷热饮、进食、剧烈运动、情绪激动、洗澡等，如有这些情况需要安静休息 30min 以上后再进行测量。

（2）口温测量禁忌范围：精神异常、昏迷、口腔疾患、口鼻手术、张口呼吸者。腋温测量禁忌范围：腋下有创伤、手术、炎症，腋下出汗较多，肩关节受伤或消瘦夹不紧体温计者。肛温测量禁忌范围：直肠或肛门手术、腹泻，心肌梗死者不宜测肛温。

（3）测口温时，若不慎咬破体温计，首先应及时清除玻璃碎屑，以免造成损伤，然后口服蛋清或牛奶，以延缓汞的吸收。若病情允许，可食用粗纤维食物，加速汞的排出。

（二）测呼吸、脉搏

扫码观看
视频

【目的】

（1）判断呼吸、脉搏有无异常，并进行监测。

（2）协助判断，为预防、治疗、康复、护理提供依据。

测呼吸、脉搏	
护理程序	操作
评估	环境清洁无异味、温湿度适宜 老人疾病、意识状况，配合程度
判断	老人呼吸障碍、身体不适、住院治疗等情况时候，需要收集资料，根据评估结果，需要测呼吸、脉搏以收集老人资料、了解病情
计划	计划 0.5h 后进行测量
实施	1. 用物 表、记录本、笔、必要时备棉签 2. 操作 （1）护理员：衣帽整洁，洗净双手 （2）确保老人情绪稳定、0.5h 内无运动、紧张等；核对床号、姓名；沟通并解释操作目的：判断呼吸脉搏有无异常，以便协助判断，提供护理、治疗依据等 （3）体位：老人卧位或坐位；身体放松，手腕伸展，手臂放舒适位置 （4）测量 ① 测脉搏 方法：护理员以示指、中指、无名指的指端按压在桡动脉处，指压力量适中，以能清楚测得脉搏跳动为宜；注意脉搏强弱等情况 时间：正常脉搏测 30s，读数乘以 2；若老人脉搏短绌，则两名协助者自身（护理员）（护理员）同时测量，一人测心率，另一人测脉搏，由听心率者发出起止口令，计时 1min，读数

续表

护理程序	操作
实施	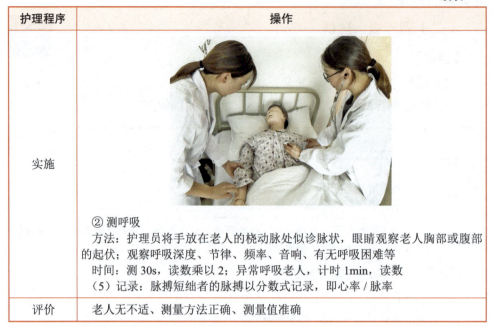 ② 测呼吸 方法：护理员将手放在老人的桡动脉处似诊脉状，眼睛观察老人胸部或腹部的起伏；观察呼吸深度、节律、频率、音响、有无呼吸困难等 时间：测 30s，读数乘以 2；异常呼吸老人，计时 1min，读数 （5）记录：脉搏短绌者的脉搏以分数式记录，即心率 / 脉率
评价	老人无不适、测量方法正确、测量值准确

【注意事项】

（1）若老人有剧烈运动、紧张、哭闹等，应休息 30min 后测量。

（2）勿用拇指诊脉，易与老人脉搏混淆。

（3）呼吸受意识控制，因此测量呼吸前不必解释，测量时应注意不让老人察觉到，以免影响测量的准确性。

（4）异常脉搏、呼吸应测 1min，呼吸微弱老人可用棉絮置于老人鼻孔前，观察棉絮被吹动的次数。

（三）测血压

【目的】

扫码观看
视频

（1）判断血压有无异常，并进行监测。

（2）协助判断，为预防、治疗、康复、护理提供依据。

测血压（测肱动脉为例）	
护理程序	操作
评估	环境清洁无异味、温湿度适宜 老人疾病、意识状况，配合程度
判断	老人有头晕头痛、其他身体不适、住院治疗等情况时，需要收集资料，根据评估结果，需要测血压以了解病情、收集资料

护理程序	操作
计划	计划 0.5h 后，为老人测血压
实施	1. 用物 血压计、听诊器、记录本、笔 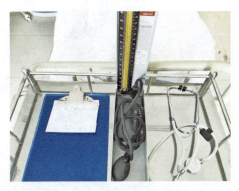 2. 操作 （1）护理员：衣帽整洁、洗净双手 （2）确保老人情绪稳定、0.5h 内无运动、紧张等；核对床号、姓名；沟通并解释操作目的：判断血压有无异常，以便协助判断，提供护理、治疗依据等；配合要点 （3）体位：手臂位置与心脏处于同一水平。坐位：肱动脉平第四肋；仰卧位：手臂处于腋中线。手臂：卷袖、露臂、手上向上、肘部伸直 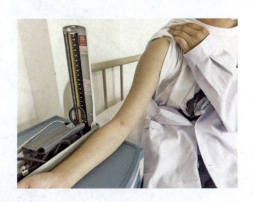 （4）血压计：打开，垂直放妥，开启水银槽开关 （5）缠袖带：驱尽袖带内空气，平整缠于上臂中部，下缘距肘窝 2～3cm，松紧以能插入一指为宜

续表

护理程序	操作
实施	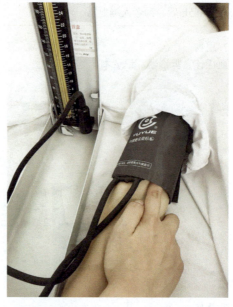 （6）充气：触摸肱动脉搏动，将听诊器胸件置于肱动脉搏动最明显处，一手稍加固定，另一手握加压气球，关闭气门，匀速充气至肱动脉搏动消失后再升高 20～30mmHg 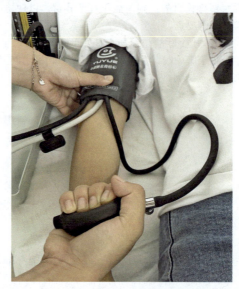 （7）放气：缓慢放气，速度以水银柱下降 4mmHg/s 为宜，注意水银柱刻度和肱动脉声音的变化 （8）判断：听诊器出现的第一声搏动音所对应的刻度，即收缩压；当搏动音突然变弱或消失，水银柱所指的刻度即舒张压

续表

护理程序	操作
实施	（9）整理：测量完成后，排尽袖带内空气，关闭压力阀门，放回盒子；血压计盒盖右倾，使水银全部流回水银槽内，关闭水银槽开关，盖好盒盖，妥善放置；协助老人取舒适体位 （10）洗手、记录：收缩压/舒张压（单位：mmHg）
评价	老人无不适、测量方法正确、测量值准确

【注意事项】

（1）根据实际情况，定期检查、校对血压计。

（2）长期测血压者应做到"四定"，即定时间、定部位、定体位、定血压计。

（3）血压未听清楚或有异常，应重测。重测试，待水银柱降至"0"点，稍等片刻后再测量。

（4）偏瘫老人应测量健侧肢体。

（5）若血压值的两次读数相差 5mmHg 以上，应再次测量，取 3 次读数的平均值记录。

二十三、使用冰袋降温

扫码观看
视频

【目的】降温、止血、镇痛、消炎。

冰袋降温	
护理程序	操作
评估	环境清洁、温湿度适宜 整体评估：老人疾病、意识状况，了解能否配合操作 局部评估：局部皮肤情况、活动能力
判断	老人有发热、局部疼痛或充血、局部炎症等情况，根据评估结果，需要使用冰袋进行降温、缓解疼痛、控制炎症扩散
计划	计划 0.5h 后为其降温
实施	1.用物 自制冰袋或化学冰袋若干、布袋、毛巾、体温计、体温记录单

续表

护理程序	操作
实施	2. 操作 （1）护理员服装整洁，洗净双手 （2）沟通并解释操作目的，核对床号、姓名 （3）放置冰袋：用布袋包裹冰袋，置于老人前额、头顶、体表大血管处（如颈部两侧、腋窝、腹股沟）；使用期间，每隔 10～15min 询问老人感受，并检查冰袋情况、局部皮肤情况等，若冰块融化应视情况及时更换 （4）复测体温：降温操作完毕后 30min 复测体温，复测体温时选用未放置冰袋的部位进行测量 （5）整理用物：协助老人取舒适卧位，整理床单位 （6）将冰袋的冰水倒空，倒挂冰袋晾干，吹入空气后夹紧袋口，放于通风阴凉处，布袋洗净晾干，备用。若使用一次性化学冰袋，用完后按医疗垃圾分类处理。洗手 （7）记录：复测体温值
评价	老人无不适 环境整洁，物品放置合理

【注意事项】

（1）禁忌用冷部位

① 枕后、耳郭、阴囊：易引起冻伤。

② 心前区：用冷会出现反射性心律失常。

③ 腹部：用冷会造成腹泻。

④ 足底：用冷不仅使末梢血管收缩，影响散热，而且会反射性引起冠状动脉收缩，可诱发心绞痛。

（2）用冷过程经常观察、询问老人情况，若有用冷局部皮肤苍白、青紫、颤抖、疼痛或麻木等情况应立即停止使用。

（3）用冷时间不超过 30min，以防发生继发效应。

（4）使用冰袋前应检查有无破损，以防冰袋泄漏，损伤皮肤。

（5）应密切观察老人病情及体温变化，当体温降至 39℃ 以下，应取下冰袋，降温后体温不宜低于 36℃，如有异常及时报告。

二十四、温水擦浴降温

【目的】为高热患者降温。乙醇是一种挥发性液体，擦浴时在皮肤上迅速蒸发，吸收并带走机体大量的热量。

温水擦浴/酒精擦浴	
护理程序	操作
评估	环境清洁、温湿度适宜 整体评估：老人疾病、意识状况，了解能否配合操作 局部评估：皮肤完整、按需排尿
判断	老人体温高于 39.5℃，根据评估结果，需要通过温水擦浴 / 酒精擦浴为其降温
计划	计划 0.5h 后，进行擦浴降温
实施	1.用物 大毛巾、小毛巾、热水袋及袋套、冰袋及袋套；脸盆内盛放 32～34℃温水、2/3 满，或盛放 30℃、25%～35% 乙醇 200～300mL 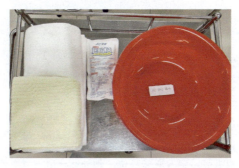 2.操作 （1）护理员服装整洁，洗净双手 （2）核对床号、姓名，沟通并解释操作目的、方法、配合要点 （3）松开老人盖被，将冰袋套好布袋放置于老人头部，以帮助降温同时防止头部充血而致头痛 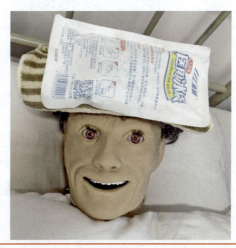

护理程序	操作
实施	（4）将热水袋套好布袋放置于老人足底，以促进足底血管扩张减轻头部充血，使老人感觉舒适 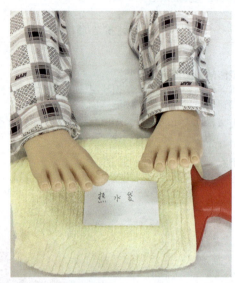 （5）拉床帘或使用屏风保护老人隐私 （6）擦浴 ①方法：脱去衣裤，大毛巾垫于擦拭部位下，小毛巾浸入温水或酒精中，拧至半干，缠于手上呈手套状，以离心方向拭浴，每个部位拭浴完毕后用大毛巾擦干 ②顺序 A.双上肢：老人取仰卧位，颈外侧→肩→肩上臂外侧→手背；侧胸→腋窝→上臂内侧→手心 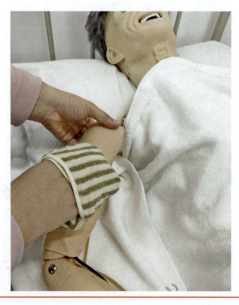

续表

护理程序	操作
实施	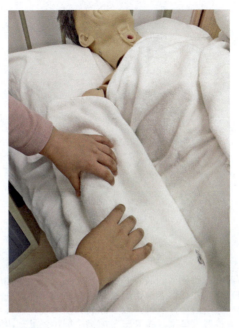 B.腰背部：老人侧卧位，从颈下肩部→臀部，擦拭完毕，穿好上衣 C.双下肢：老人取仰卧位。外侧：髂骨→下肢外侧→足背；内侧：腹股沟→下肢内侧→内踝；后侧：臀下→大腿后侧→腘窝→足跟 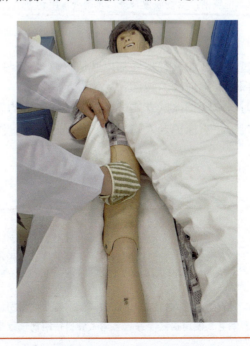

续表

护理程序	操作
实施	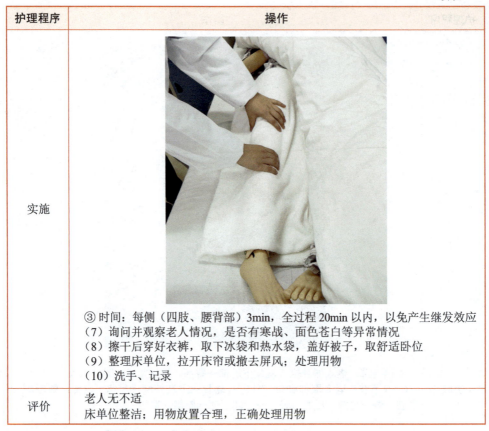 ③时间：每侧（四肢、腰背部）3min，全过程20min以内，以免产生继发效应 （7）询问并观察老人情况，是否有寒战、面色苍白等异常情况 （8）擦干后穿好衣裤，取下冰袋和热水袋，盖好被子，取舒适卧位 （9）整理床单位，拉开床帘或撤去屏风；处理用物 （10）洗手、记录
评价	老人无不适 床单位整洁；用物放置合理，正确处理用物

【注意事项】

（1）擦浴过程中，注意观察局部皮肤情况及老人反应。

（2）禁忌部位：胸前区、腹部、后颈、足底。

（3）擦浴时，以轻拍擦拭方式进行，避免用摩擦的方式。

（4）擦浴过程注意保护老人隐私，避免暴露过多；注意保暖及安全。

二十五、协助老人使用助行器（拐杖）

使用拐杖	
护理程序	操作
评估	环境宽敞、清洁、温湿度适宜；地面平整、无积水 老人疾病、意识状况、配合程度、四肢肌力；身高、体重；衣服宽松舒适、防滑鞋
判断	经过评估，老人自主行走能力降低，需要使用拐杖以帮助其行走
计划	协助老人使用拐杖，并教会老人独自使用拐杖行走

护理程序	操作
实施	1. 用物 合适的拐杖，视情况备保护腰带 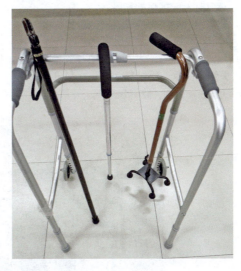 2. 操作 （1）护理员衣着整洁，洗净双手 （2）沟通并解释操作目的，配合要点 （3）检查：拐杖扶手舒适、防滑；连接处连接紧密、无松动；底座橡皮垫有足够吸力和摩擦力，紧密固定于拐杖底端 （4）教会老人检查拐杖性能 （5）调节：拐杖高度为老人手臂自然下垂时从地面到手腕的高度 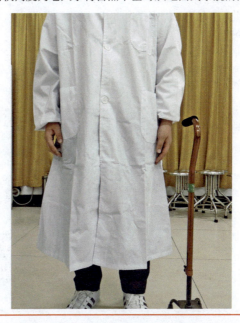

续表

护理程序	操作
实施	① 使用拐杖时，肘弯曲角度以 150° 为宜 ② 拐杖下端着力点在同侧脚旁 15cm 处 ③ 必要时，佩戴保护腰带 ④ 健侧手、惯用手或较有力的手持拐杖 （6）示范并教会老人使用拐杖 ① 三点行走：双脚并拢，重心移到健侧脚上，把拐杖向前挂出一步远；向前迈出患侧脚；重心缓慢移动至拐杖和患侧脚上，健侧脚迈出，两脚平齐。如此循环（拐杖 - 患侧 - 健侧） ② 两点行走：双脚并拢，同时伸出拐杖和患侧脚并支撑体重；迈出健侧脚。如此，拐杖和患侧脚作为一点，健侧脚作为一点，交替支撑体重（拐杖＋患侧 - 健侧） ③ 上下台阶：上台阶时，首先把拐杖放到上一个台阶，然后上健侧脚，重心移到健侧脚上，再跟上患侧脚；下台阶时，拐杖先放到下一个台阶，然后下患侧脚，再下健侧脚

护理程序	操作
实施	④ 过障碍物：靠近障碍物后，将拐杖挂到障碍物前方，先迈出患侧脚，调整重心后，再跟进健侧脚 （7）询问、观察老人感受；沟通并鼓励老人。护理员站在老人患侧，一手支托老人腋下，另一手固定老人上肢，或提拉老人保护腰带保护老人
评价	锻炼适度、安全，无跌倒

【注意事项】

（1）使用拐杖前，认真检查拐杖的性能，确保老人安全使用拐杖。

（2）选择适合老人的拐杖，并根据老人的身高、体重等进行调节。

（3）锻炼过程中，应多进行沟通交流了解老人的情况，耐心协助老人进行锻炼。

（4）未熟练使用拐杖的老人，应慢慢进行锻炼，每次移步前先调整好重心，并有人陪伴协助以防跌倒等意外发生。

二十六、使用轮椅转运老人

使用轮椅转运老人	
护理程序	操作
评估	环境宽敞、清洁、温湿度适宜；地面平整、无积水 老人疾病、意识状态、配合程度、四肢活动能力
判断	经过评估，老人自主行走能力受损，需要使用轮椅进行活动，保证安全
计划	计划让老人使用轮椅

护理程序	操作
实施	1.用物 轮椅、安全带，必要时备毛毯 2.操作 （1）护理员：衣着整洁，洗净双手 （2）沟通并解释操作目的：满足老人活动和社交的需要；增加活动范围；安全移动老人 （3）检查：检查轮椅各部件连接紧密，轮胎、刹车性能完好，坐垫、靠背稳固；收起脚踏板 （4）推轮椅至老人床旁，使轮椅与床呈45°角或使轮椅靠背与床尾平齐；拉起车闸，固定轮椅 （5）向老人沟通并解释将要进行的动作，取得配合 ① 卧位转为床边坐起：协助老人卧于床边，护理员一手托肩部，另一手扶托老人远侧膝部外侧，扶老人坐到床边 扫码观看 视频 稍作停留并观察、询问老人的感受，确定无头晕等不适 ② 床边坐位转为站立位 A.让老人双手搭在护理员肩上，护理员扶起老人腰部（或拉起其腰带）；将一腿膝部置于老人两膝之间，另一腿放在外侧，抵住老人膝部将其固定，使老人站立

护理程序	操作
实施	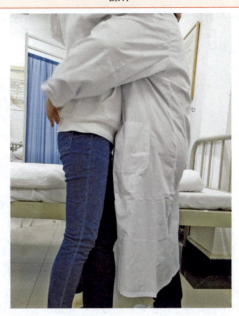 B. 观察、询问老人，确定无头晕等不适 ③ 坐轮椅 A. 以外侧脚为轴点，旋转身体，协助老人平稳坐于轮椅上 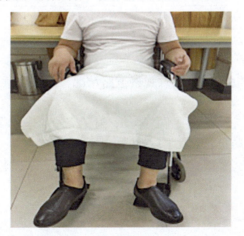 扫码观看 视频 B. 观察、询问老人，确定无头晕等不适 ④ 调整坐姿：护理员站在轮椅靠背后，双手从老人腋下托住老人，调整老人坐姿，使其坐满轮椅；系好安全带。放下脚踏板，老人脚放于脚踏板上；根据情况盖上毛毯。松刹车、推轮椅 ⑤ 上下台阶 A. 上台阶：提前告知老人；然后脚踩轮椅尾部的杠杆，抬起前轮，以两后轮为支点，使前轮平稳移上台阶，再以前两轮为支点，双手抬高车把、抬起后轮，平稳移上台阶

右>续表

护理程序	操作
实施	B.下台阶：提前告知老人；将轮椅背向前进方向，护理员在前，轮椅在后，嘱老人抓好扶手；提起车把，将后轮平稳移至下一台阶，然后以后两轮为支点，抬起前轮，再将前轮平稳移至下一台阶 ⑥上下坡：提前告知老人；将轮椅背向前进方向，护理员在前，轮椅在后，嘱老人抓好扶手；护理员一边观察前路情况，一边缓慢下坡 ⑦上下电梯：提前告知老人；将轮椅背向前进方向，护理员在前，轮椅在后，嘱老人抓好扶手；护理员一边观察前路情况，一边缓慢上下电梯；进入电梯后，及时拉紧车闸
评价	安全移动；无不适

【注意事项】

（1）操作过程中，注意观察道路情况，随时注意老人表现，询问老人有无不适。

（2）使用轮椅时，要平稳移动，避免突然加速、减速和改变方向，避免车体较大的震动，防止老人发生意外。

（3）操作过程中，随时与老人交流、沟通，掌握老人的情况。

二十七、烧烫伤的处理

烧烫伤处理	
护理程序	操作
评估	环境安全 评估老人烧烫伤部位、范围、皮肤、感觉等情况；活动能力
判断	老人有局部烧烫伤的情况，需要尽快处理伤处防止进一步损伤

护理程序	操作
计划	使用冷却疗法处理烧烫伤局部
实施	1. 用物 水盆内盛冷水、毛巾、烫伤膏、棉签 2. 操作 （1）迅速到达现场，立即帮助老年人脱离危险环境；护理员镇静应对 （2）检查受伤情况：烫伤面积、深度；查看局部皮肤颜色；询问老年人感受 （3）解释与沟通冷却治疗目的、具体操作方法，取得老人配合 （4）护理员着装整齐，洗净双手 （5）协助老年人取舒适坐位（移坐在靠背椅上） （6）护理员推车携物至老年人床旁 （7）将放有冷水的水盆，放在靠近老年人床边小凳上 （8）立即将老年人受伤处浸泡在冷水中，陪伴并安慰老年人 （9）"冷却治疗"期间要注意为老年人保暖，以免着凉 （10）随时更换冷水；每次冷却治疗时间不超过 30min （11）用毛巾轻轻擦干水迹，蘸干烫伤出周边的水渍 （12）取烫伤膏挤在消毒棉棒上 （13）用棉棒在左手背烫红处涂烫伤膏

续表

护理程序	操作
实施	 （14）安慰老年人，缓解紧张情绪 （15）协助老年人上床呈舒适卧位，盖被休息、拉上床档 （16）打电话报告医护人员老人受伤情况，采取进一步处理措施 （17）整理物品，洗手，记录烫伤时间、原因、烫伤处面积、烫伤程度、处理过程及老年人感受
评价	烫伤局部的疼痛感减弱，自觉舒适，安心休养

【注意事项】

（1）"冷却治疗"在烫伤后立即进行，浸泡时间越早（5分钟内），水温越低（不能低于5℃）效果越好。

（2）若烫伤部位非手足，"冷却治疗"时，将受伤部位用毛巾包好，再在毛巾上浇水或用冰块冷敷，以免冻伤。

（3）烫伤处水泡已破，不可浸泡，以防感染；可用无菌纱布或干净手帕包裹冰块冷敷伤处周围，并立即报告就医。

（4）若穿衣服或鞋袜部位被烫伤，不要着急脱去被烫部位的鞋袜或衣裤以免造成表皮脱落，应先用冷水隔着衣裤或鞋袜浇到伤处后，再脱去鞋袜或衣裤，然后再进行"冷却治疗"。

（5）处理过程应随时观察，具有安全意识。

（6）将暖水瓶、烧水壶等放在老年人不易触碰到的地方，减少安全隐患，避免烫伤。

二十八、异物卡喉的应对

扫码观看
视频

【知识链接】

识别异物卡喉是应对的第一步，其特征表现为：进食时突然不能说话，并出现痛苦表情；用手按住颈部或胸前，并用手指口腔；如为部分气道阻塞，可出现剧烈咳嗽，咳嗽间歇有哮鸣音。

【目的】

（1）及时识别、判断。

（2）就地抢救，分秒必争。

<table>
<tr><td colspan="2" align="center">异物卡喉急救（海姆立克急救法）</td></tr>
<tr><td align="center">护理程序</td><td align="center">操作</td></tr>
<tr>
<td align="center">评估</td>
<td>环境安全
老人疾病、意识状况，噎食程度、了解能否配合操作</td>
</tr>
<tr>
<td align="center">判断</td>
<td>经评估发现中老年发生噎食、气道梗阻：老人突然的剧烈呛咳、呼吸困难、不由自主地将手呈"V"字状紧贴于颈前喉部，目光恐惧，气道完全梗阻时，表现为面色青紫、不能说话、不能呼吸、昏迷倒地、窒息等，需要立即救治</td>
</tr>
<tr>
<td align="center">计划</td>
<td>需要立即行海姆立克急救法施救</td>
</tr>
<tr>
<td align="center">实施</td>
<td>
（1）识别症状
噎食表现：老人进食过程中，突发惊恐、张口、手抓喉部，不能说话
（2）呼救，清理噎食者口腔内食物
（3）急救措施
① 意识清醒者：采用立位腹部冲击法
方法：护理员站在噎食者身后，叮嘱其弯腰、低头张口，一手握拳，拳眼紧贴于腹部脐上两横指处，另一手握住此拳头，双手同时快速、向内、向上冲击腹部，每次冲击动作要明显分开，重复操作直至异物排出

② 意识不清者：采用卧位腹部冲击法
方法：噎食者仰卧，护理员骑跨在其髋部两侧，一手的掌根放置在噎食者腹部正中线、脐上两横指处，不要触及剑突，另一手直接放在第一手背上，两手掌根重叠，两手合力快速、向内、向上冲击腹部，每次冲击动作要明显分开，重复操作若干次。检查口腔，如有异物被冲出，迅速用手指将异物取出

（4）及时通知医护人员，采取进一步救治措施
</td>
</tr>
<tr>
<td align="center">评价</td>
<td>胸腔和腹腔脏器无损伤</td>
</tr>
</table>

【注意事项】

（1）注意识别噎食的典型症状：突然的剧烈呛咳、呼吸困难、不由自主地将手呈"V"字状紧贴于颈前喉部，目光恐惧，气道完全梗阻时，表现为面色青紫、不能说话、不能呼吸、昏迷倒地、窒息等。

（2）紧急现场施救，动作迅速、熟练、准确，用力得当，避免损伤内脏。

（3）重在预防，应小口进食，细嚼慢咽，喂食者应固液食物交替进行。

二十九、心肺复苏术的应用

扫码观看
视频

【知识链接】

心肺复苏是对于由外伤、疾病、中毒、淹溺、电击等各种原因，导致呼吸停止、心搏骤停，必须紧急促进心脏、呼吸有效功能恢复的一系列措施，包括初步的基础生命支持技术和后续的高级生命支持技术。其中基础生命支持又称为现场急救，是指在事发现场，由专业或非专业人员对患者实施及时、有效的初步救护，进行徒手抢救，直到专业人员接手。

学会初步的心肺复苏后，一旦有意外发生，可立即做出正确的判断与处理，为进一步抢救直至挽回老人生命赢得宝贵时间。

心肺复苏（初步）	
护理程序	**操作**
评估	环境清洁、无异味，温湿度适宜、远离火源 病情、意识状态、呼吸、脉搏、有无义齿等情况
判断	老人发生心搏、呼吸骤停，需要立即进行救治
计划	立即对老人进行心肺复苏
实施	1.用物 血压计、听诊器、必要时备木板、脚踏凳

护理程序	操作
实施	2. 操作 （1）护理员衣帽整洁，洗净双手 （2）双手轻拍老人面颊或肩部，并在耳边大声呼唤，判断意识状态 （3）识别：判断大动脉是否有搏动 ① 颈动脉：用示指、中指指端先触及气管正中（男性可先触及喉结），然后滑向颈外侧气管与肌群之间的沟内，触摸是否有搏动 ② 股动脉：于腹股沟韧带下方触摸动脉搏动；触摸动脉 5～10s （4）呼救：求助他人帮忙拨打 120 或呼叫医护人员 （5）立即实施心肺复苏 ① 体位：仰卧于平地或硬板床、去枕、头后仰；松开衣裤

护理程序	操作
实施	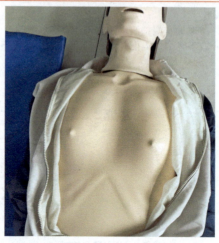 ② 胸外按压（C）：抢救者站在或跪于老人一侧 部位：胸骨中下段 1/3 交界处在胸骨中线与两乳头连线的相交处 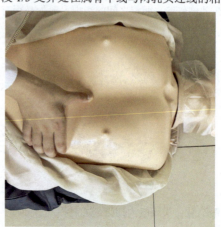 方法：一手掌根放于按压部位，另一手以拇指根部为轴心叠于下掌背上，手指翘起不接触胸壁；双肘关节伸直，依靠抢救者的体重、臂力，有节律地垂直施加压力 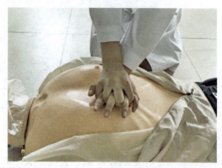

护理程序	操作
实施	按压力度：使胸骨下陷至少 5cm，然后迅速放松，使胸骨自然复位，如此反复 按压频率：每分钟至少 100 次，按压与放松时间比为 1∶2，放松时掌根不离开胸壁 ③打开气道（A）：将老人头偏向一侧，清除其口腔分泌物、异物 仰头提颏法：抢救者一手的小鱼际置于老人前额，使头后仰，另一手示指、中指置于老人的下颌骨下方，将颏部向上抬起 双下颌上提法：抢救者双肘置于老人头部两侧，双手示指、中指、无名指放在老人下颌角后方，向上或向后抬起下颌。适于颈部有损伤的老人 ④人工呼吸（B）：首选口对口人工呼吸法 方法：在老人口鼻部盖一层纱布/隔离膜，保持老人头后仰的拇指和示指捏住老人鼻孔；抢救者深吸一口气、屏气，双唇完全包住老人口部，用力吹气，使胸廓扩张；吹起毕，立刻松开捏鼻孔的手，抢救者头稍抬起、侧转换气，同时观察胸部复原情况 频率：每 6～8s 做 1 次呼吸（每分钟 8～10 次呼吸）；按压与人工呼吸的比率为 30∶2 （6）观察老人情况
评价	五组按压＋人工呼吸完成后进行复苏效果评估 有效指标：①能扪及大动脉搏动或血压在 60mmHg 以上；②口唇、面色、甲床由发绀变为红润；③瞳孔由散大变为正常；④呼吸逐渐恢复；⑤昏迷变浅，出现反射或挣扎

【注意事项】

（1）施救前判断意识、脉搏，确认动脉搏动消失才可以进行胸外按压。

（2）胸外按压部位要准确、用力适度。注意两臂伸直，两肘固定不动，双肩位于双手的正上方，每次按压后保证胸廓回弹后再进行下一次按压。

（3）人工呼吸时，保证气道通畅，完全包绕老人口唇不漏气，每次呼吸，应有明显的胸廓隆起，否则容易导致呼吸复苏失败。

中级实操项目

一、配置老年人能力评估室

2013年民政部推荐发布的《老年人能力评估》（MZ／T 039—2013）行业标准，是养老服务评估工作的主要依据。在该标准中，老年人能力评估的主要内容包括日常生活活动、精神状态、感知觉与沟通、社会参与四个方面需求等级和相应的服务内容。

老年人能力评估的内容指标	
一级指标	二级指标
日常生活活动	进食、洗澡、修饰、穿衣、大便控制、小便控制、如厕、床椅转移、平地行走、上下楼梯
精神状态	认知功能、攻击行为、抑郁症状
感知觉与沟通	意识水平、视力、听力、沟通交流
社会参与	生活能力、工作能力、时间／空间定向、人物定向、社会交往能力

为了开展老年人能力评估，最基本的评估环境应做到安静、整洁、光线明亮、空气清新、温度适宜，至少有3把椅子和1张诊桌、4～5个台阶，以供评估使用。台阶的踏步深度不小于0.30m，踏步高度0.13～0.15m，台阶有效宽度应不小于0.9m。若条件许可，规范、全面的配置可包括"体征数据的测量""起居评估""行走评估""洗漱评估""饮食评估""精神状态、感知觉与沟通及社会参与评估"共六大功能区域。

配置老人能力评估室
评估：评估各评估区域布局、使用情况
↓
沟通：与评估团队成员（如医生、社工、照护人员）共同设计、布置使用能力评估室
↓
准备：做好各评估区域的布局规划，光线明亮，温度适宜，清点设备、用品
↓
实施
（1）设置体征数据采集区：主要用于体征数据的测量和采集，一般需有体温计、听诊器、

配置老人能力评估室
血压计、视力表、听力工具、体重秤、手电筒等器具，必要时需要覆盖老年人四肢、关节、心肺等所有体征数据的记录和测量，为定性、定量服务提供依据 （2）设置日常起居评估区：主要评估老年人穿衣、修饰、取物、床上起卧、床椅转移等日常生活起居的活动能力，一般需有上衣、裤子、鞋袜，床、柜、椅（轮椅）、穿鞋凳等器具 （3）设置行走评估区：主要测试老年人行走、上下楼梯等行走活动能力，一般需要行走45m的标尺地贴、上下阶梯等 （4）设置洗漱评估区：主要测试老年人洗澡、洗漱、如厕、大小便控制等日常生活活动能力，一般需要洗手盆、牙刷、牙膏、梳子、适老马桶、淋浴花洒、洗澡椅等 （5）设置饮食评估区：主要测试老年人日常进食的生活能力，一般需要餐具，包括筷子、汤勺、碗、盘、水杯，必要时可配置适老餐具，如可折弯勺、叉以及吸盘、防滑碗盘等 （6）设置精神状态、感知觉与沟通及社会参与的评估区：主要测试老年人认知、沟通、社交等能力，一般需要能完成模拟老年人社交、认知、沟通等场景，从而完成对应指标的测试，如画钟、购物等

二、老人综合能力评估

【目的】

（1）评估老年人综合能力水平，以判定老人照护需求和相应的照护服务内容。

（2）为调整照护服务提供依据。

护理程序	操作
沟通	与老人及其家属沟通，告知老人综合能力评估的目的、流程和大致内容，征得老人及其家属同意和配合
准备	环境：专业配备的老人综合能力评估室，环境整洁、光线明亮 用物：老年人能力评估表、记录纸、笔 评估小组：由两名评估人员组成
实施	填写"老年人能力评估基本信息表" ↓ 询问老年人本人或主要照护者，评估老年人的进食、洗澡、修饰、穿衣、大小便控制、如厕、床椅转移能力 ↓ 现场评估老年人平地行走、上下台阶能力 ↓ 为老年人进行画钟测验和词语回忆测验，评定认知功能 ↓ 询问老年人主要照护者，评估老年人的攻击行为、抑郁症状 ↓

续表

护理程序	操作
实施	现场观察老年人的意识水平 ↓ 现场测试或询问主要照护者评定老年人日常的视力、听力和沟通交流的能力 ↓ 询问主要照护者了解老年人在生活能力、工作能力、时间/空间定向、人物定向、社会交往的能力
整理	评估物品整理归位；洗手
记录	（1）能力评估表逐页填写完整 （2）各项能力级别评分，形成老年人能力评估报告

附

老年人能力评估基本信息表

A.1 姓名	
A.2 评估编号	□□□□□□□
A.3 评估基准日期	□□□□年 □□月 □□日
A.4 评估原因	1. 第一次评估　2. 常规评估　3. 状况变化后重新评估 4. 其他 _____ 　　□
A.5 性别	1. 男　2. 女　　　□
A.6 出生日期	□□□□年 □□月 □□日
A.7 身份证号	□□□□□□□□□□□□□□□□□□
A.8 社保卡号	□□□□□□□□□
A.9 民族	1. 汉族　2. 少数民族 _____ 　　□
A.10 文化程度	1. 文盲　2. 小学　3. 初中　4. 高中/技校/中专　5. 大学专科及以上 6. 不详　□
A.11 宗教信仰	0. 无　　1. 有 _____ 　　　　□
A.12 婚姻状况	1. 未婚　2. 已婚　3. 丧偶　4. 离婚　5. 未说明的婚姻状况　　　□
A.13 居住情况	1. 独居　2. 与配偶/伴侣居住　3. 与子女居住　4. 与父母居住 5. 与兄弟姐妹居住　　6. 与其他亲属居住　　7. 与非亲属关系的人居住 8. 养老机构　　　　□
A.14 医疗费用支付方式	1. 城镇职工基本医疗保险　2. 城镇居民基本医疗保险 3. 新型农村合作医疗　4. 贫困救助　5. 商业医疗保险　6. 全公费 7. 全自费　8. 其他 □/□/□/□

A.15 经济来源		1. 退休金 / 养老金　2. 子女补贴　3. 亲友资助　4. 其他补贴 □ / □ / □ / □	
A.16 疾病 诊断	A.16.1 痴呆	0. 无　1. 轻度　2. 中度　3. 重度	□
	A.16.2 精神 疾病	0. 无　1. 精神分裂症　2. 双相情感障碍　3. 偏执性精神障碍 4. 分裂情感性障碍　5. 癫痫所致精神障碍 6. 精神发育迟滞伴发精神障碍	□
	A.16.3 慢性 疾病		
A.17 近30 天内 意外 事件	A.17.1 跌倒	0. 无　1. 发生过 1 次　2. 发生过 2 次　3. 发生过 3 次及以上	□
	A.17.2 走失	0. 无　1. 发生过 1 次　2. 发生过 2 次　3. 发生过 3 次及以上	□
	A.17.3 噎食	0. 无　1. 发生过 1 次　2. 发生过 2 次　3. 发生过 3 次及以上	□
	A.17.4 自杀	0. 无　1. 发生过 1 次　2. 发生过 2 次　3. 发生过 3 次及以上	□
	A.17.5 其他		
A.18 信息提供者的 姓名			
A.19 信息提供者与 老人的关系			
A.20 联系人姓名			
A.21 联系人电话			

老年人能力评估表

B.1 日常生活活动评估表

B.1.1 进食： 指用餐具将食 物由容器送到 口中、咀嚼、 吞咽等过程	□分	10 分，可独立进食（在合理的时间内独立进食准备好的食物）
		5 分，需部分帮助（进食过程中需要一定帮助，如协助把持餐具）
		0 分，需极大帮助或完全依赖他人，或有留置营养管
B.1.2 洗澡	□分	5 分，准备好洗澡水后，可自己独立完成洗澡过程
		0 分，在洗澡过程中需他人帮助
B.1.3 修饰： 指洗脸、刷 牙、梳头、刮 脸等	□分	5 分，可自己独立完成
		0 分，需他人帮助

B.1.4 穿衣：指穿脱衣服、系扣、拉拉链、穿脱鞋袜、系鞋带	□分	10 分，可独立完成
		5 分，需部分帮助（能自己穿脱，但需他人帮助整理衣物、系扣 / 鞋带、拉拉链）
		0 分，需极大帮助或完全依赖他人
B.1.5 大便控制	□分	10 分，可控制大便
		5 分，偶尔失控（每周 <1 次），或需要他人提示
		0 分，完全失控
B.1.6 小便控制	□分	10 分，可控制小便
		5 分，偶尔失控（每天 <1 次，但每周 >1 次），或需要他人提示
		0 分，完全失控，或留置导尿管
B.1.7 如厕：包括去厕所、解开衣裤、擦净、整理衣裤、冲水	□分	10 分，可独立完成
		5 分，需部分帮助（需他人搀扶去厕所、帮忙冲水或整理衣裤等）
		0 分，需极大帮助或完全依赖他人
B.1.8 床椅转移	□分	15 分，可独立完成
		10 分，需部分帮助（需他人搀扶或使用拐杖）
		5 分，需极大帮助（较大程度上依赖他人搀扶和帮助）
		0 分，完全依赖他人
B.1.9 平地行走	□分	15 分，可独立在平地上行走 45m
		10 分，需部分帮助（因肢体残疾、平衡能力差、过度衰弱、视力等问题，在一定程度上需他人搀扶或使用拐杖、助行器等辅助用具）
		5 分，需极大帮助（因肢体残疾、平衡能力差、过度衰弱、视力等问题，在较大程度上依赖他人搀扶，或坐在轮椅上自行移动）
		0 分，完全依赖他人
B.1.10 上下楼梯	□分	10 分，可独立上下楼梯（连续上下 10～15 个台阶）
		5 分，需部分帮助（需扶着楼梯、他人搀扶，或使用拐杖等）
		0 分，需极大帮助或完全依赖他人
B.1.11 日常生活活动总分	□分	上述 10 个项目得分之和
B.1 日常生活活动分级	□级	0 能力完好：总分 100 分 1 轻度受损：总分 65～95 分 2 中度受损：总分 45～60 分 3 重度受损：总分 ≤ 40 分

B.2 精神状态评估表

B.2.1 认知功能	测验	"我说三样东西，请重复一遍，并记住，一会儿会问您"：苹果、手表、国旗
		（1）画钟测验："请在这儿画一个圆形时钟，在时钟上标出 10 点 45 分"
		（2）回忆词语："现在请您告诉我，刚才我要您记住的三样东西是什么？" 答：_____、_____、_____（不必按顺序）
	评分 □ 分	0 分，画钟正确（画出一个闭锁圆，指针位置准确），且能回忆出 2～3 个词
		1 分，画钟错误（画的圆不闭锁，或指针位置不准确），或只回忆出 0～1 个词
		2 分，已确诊为认知障碍，如阿尔茨海默病
B.2.2 攻击行为	□ 分	0 分，无身体攻击行为（如打／踢／推／咬／抓／摔东西）和语言攻击行为（如骂人、语言威胁、尖叫）
		1 分，每月有几次身体攻击行为，或每周有几次语言攻击行为
		2 分，每周有几次身体攻击行为，或每日有语言攻击行为
B.2.3 抑郁症状	□ 分	0 分，无
		1 分，情绪低落、不爱说话、不爱梳洗、不爱活动
		2 分，有自杀念头或自杀行为
B.2.4 精神状态总分	□ 分	
B.2 精神状态分级	□ 级	0 能力完好：总分为 0 分 1 轻度受损：总分为 1 分 2 中度受损：总分为 2～3 分 3 重度受损：总分为 4～6 分

B.3 感知觉与沟通评估表

B.3.1 意识水平	□ 分	0 分，神志清醒，对周围环境警觉
		1 分，嗜睡，表现为睡眠状态过度延长。当呼唤或推动老人的肢体时可唤醒，并能进行正确的交谈或执行指令，停止刺激后又继续入睡
		2 分，昏睡，一般的外界刺激不能使其觉醒，给予较强烈的刺激时可有短时的意识清醒，醒后可简短回答提问，当刺激减弱后又很快进入睡眠状态
		3 分，昏迷，处于浅昏迷时对疼痛刺激有回避和痛苦表情；处于深昏迷时对刺激无反应（若评定为昏迷，直接评定为重度失能，可不进行以下项目的评估）

续表

B.3.2 视力：若平日戴老花镜或近视镜，应在佩戴眼镜的情况下评估	□分	0 分，能看清书报上的标准字体
		1 分，能看清楚大字体，但看不清书报上的标准字体
		2 分，视力有限，看不清报纸大标题，但能辨认物体
		3 分，辨认物体有困难，但眼睛能跟随物体移动，只能看到光、颜色和形状
		4 分，没有视力，眼睛不能跟随物体移动
B.3.3 听力：若平时佩戴助听器，应在佩戴助听器的情况下评估	□分	0 分，可正常交谈，能听到电视、电话、门铃的声音
		1 分，在轻声说话或说话距离超过 2 米时听不清
		2 分，正常交流有些困难，需在安静的环境或大声说话才能听到
		3 分，讲话者大声说话或说话很慢，才能部分听见
		4 分，完全听不见
B.3.4 沟通交流：包括非语言沟通	□分	0 分，无困难，能与他人正常沟通和交流
		1 分，能够表达自己的需要及理解别人的话，但需要增加时间或给予帮助
		2 分，表达需要或理解有困难，需频繁重复或简化口头表达
		3 分，不能表达需要或理解他人的话
B.3 感知觉与沟通分级	□级	0 能力完好：意识清醒，且视力和听力评为 0 或 1，沟通评为 0
		1 轻度受损：意识清醒，但视力或听力中至少一项评为 2，或沟通评为 1
		2 中度受损：意识清醒，但视力或听力中至少一项评为 3，或沟通评为 2；或嗜睡，视力或听力评定为 3 及以下，沟通评定为 2 及以下
		3 重度受损：意识清醒或嗜睡，但视力或听力中至少一项评为 4，或沟通评为 3；或昏睡 / 昏迷

B.4 社会参与评估表

B.4.1 生活能力	□分	0 分，除个人生活自理外（如饮食、洗漱、穿戴、二便），能料理家务（如做饭、洗衣）或当家管理事务
		1 分，除个人生活自理外，能做家务，但欠佳，家庭事务安排欠条理
		2 分，个人生活能自理；只有在他人帮助下才能做些家务，但质量不好
		3 分，个人基本生活事务能自理（如饮食、二便），在督促下可洗漱
		4 分，个人基本生活事务（如饮食、二便）需要部分帮助或完全依赖他人帮助

B.4.2 工作能力	□分	0分，原来熟练的脑力工作或体力技巧性工作可照常进行
		1分，原来熟练的脑力工作或体力技巧性工作能力有所下降
		2分，原来熟练的脑力工作或体力技巧性工作明显不如以往，部分遗忘
		3分，对熟练工作只有一些片段保留，技能全部遗忘
		4分，对以往的知识或技能全部磨灭
B.4.3 时间/空间定向	□分	0分，时间观念（年、月、日、时）清楚；可单独出远门，能很快掌握新环境的方位
		1分，时间观念有些下降，年、月、日清楚，但有时相差几天；可单独来往于近街，知道现住地的名称和方位，但不知回家路线
		2分，时间观念较差，年、月、日不清楚，可知上半年或下半年；只能单独在家附近行动，对现住地只知名称，不知道方位
		3分，时间观念很差，年、月、日不清楚，可知上午或下午；只能在左邻右舍间串门，对现住地不知名称和方位
		4分，无时间观念；不能单独外出
B.4.4 人物定向	□分	0分，知道周围人们的关系，知道祖孙、叔伯、姑姨、侄子侄女等称谓的意义；可分辨陌生人的大致年龄和身份，可用适当称呼
		1分，只知家中亲密近亲的关系，不会分辨陌生人的大致年龄，不能称呼陌生人
		2分，只能称呼家中人，或只能照样称呼，不知其关系，不辨辈分
		3分，只认识常同住的亲人，可称呼子女或孙子女，可辨熟人和生人
		4分，只认识保护人，不辨熟人和生人
B.4.5 社会交往能力	□分	0分，参与社会，在社会环境有一定的适应能力，待人接物恰当
		1分，能适应单纯环境，主动接触人，初见面时难让人发现智力问题，不能理解隐喻语
		2分，脱离社会，可被动接触，不会主动待人，谈话中很多不适词句，容易上当受骗
		3分，勉强可与人交往，谈吐内容不清楚，表情不恰当
		4分，难以与人接触
B.4.6 社会参与总分	□分	上述5个项目得分之和
B.4 社会参与分级	□级	0 能力完好：总分为0～2分 1 轻度受损：总分为3～7分 2 中度受损：总分为8～13分 3 重度受损：总分为14～20分

老年人能力评估报告

C.1 一级指标分级	C.1.1 日常生活活动：□级		C.1.2 精神状态：□级	
	C.1.3 感知觉与沟通：□级		C.1.4 社会参与：□级	
C.2 老年人能力初步等级	0 能力完好　　1 轻度失能　　2 中度失能　　3 重度失能			□
C.3 等级变更依据	1 有认知障碍/痴呆、精神疾病者，在原有能力级别上提高一个等级； 2 近30天内发生过2次及以上跌倒、噎食、自杀、走失者，在原有能力级别上提高一个等级； 3 处于昏迷状态者，直接评定为重度失能； 4 若初步等级确定为"3重度失能"，则不考虑上述1~3中各情况对最终等级的影响，等级不再提高			□
C.4 老年人能力最终等级	0 能力完好　　1 轻度失能　　2 中度失能　　3 重度失能			□
评估员签名 _____、_____ 信息提供者签名 _____	日期 ____ 年 __ 月 __ 日 日期 ____ 年 __ 月 __ 日			

老年人能力初步等级划分标准

0 能力完好：日常生活活动、精神状态、感知觉与沟通分级均为0，社会参与分级为0或1

1 轻度失能：日常生活活动分级为0，但精神状态、感知觉与沟通中至少一项分级为1及以上，或社会参与的分级为2；或日常生活活动分级为1，精神状态、感知觉与沟通、社会参与中至少有一项的分级为0或1

2 中度失能：日常生活活动分级为1，但精神状态、感知觉与沟通、社会参与均为2，或有一项为3；或日常生活活动分级为2，且精神状态、感知觉与沟通、社会参与中有1~2项的分级为1或2

3 重度失能：日常生活活动的分级为3；或日常生活活动、精神状态、感知觉与沟通、社会参与分级均为2或以上；或日常生活活动分级为2，且精神状态、感知觉与沟通、社会参与中至少有一项分级为3

老年人能力评估结果判定卡

能力等级	日常生活活动	精神认知				感知觉与沟通				社会参与			
		0	1	2	3	0	1	2	3	0	1	2	3
0 能力完好	0												
	1												
	2												
	3												
1 轻度失能	0												
	1												
	2												
	3												

续表

能力等级	日常生活活动	精神认知				感知觉与沟通				社会参与			
		0	1	2	3	0	1	2	3	0	1	2	3
2 中度失能	0												
	1												
	2												
	3												
3 重度失能	0												
	1												
	2												
	3												

注：使用老年人能力评估结果判定卡时，一般根据日常生活活动能力进行初步定位，锁定目标区域，然后根据其他三项能力在判定卡上同一颜色区域定位查找相应的能力等级。以下为几种特殊情况。

（1）当日常生活活动为0，精神认知、感知觉与沟通有一项为1及以上，或者社会参与为2或以上，判定为轻度失能。

（2）当日常生活活动为1时，后三项有一项为0或1，判定为轻度失能；后三项均为2及以上或一项为3，则判定为中度失能。

（3）当日常生活活动为2时，后三项全部为2以上或某一项为3，判定为重度失能，否则为中度失能。

三、协助老人口服用药

【目的】减轻症状、协助诊断、预防和治疗疾病。

协助老人口服用药	
护理程序	操作
评估	整洁、安静、舒适、安全 老人性别、体重、病情，用药史和过敏史，治疗情况，肝肾功能情况；意识状态，合作程度，对治疗的态度，有无药物依赖，对所用药物的认识程度等；有无吞咽困难、呕吐，有无口腔、食管疾患等 老人了解所用药物的性状、作用及不良反应，能配合口服用药
判断	老人上肢功能受限、认知功能缺损，但是吞咽功能正常，需要协助老人口服用药减轻症状、协助诊断、预防和治疗疾病
计划	遵医嘱协助老人口服用药

护理程序	操作
实施	1.用物 药杯、汤匙、垫巾、服药本、吸管 2.操作 （1）护理员服装整洁，洗净双手，戴口罩 （2）核对医嘱、服药本和小药卡，按床号顺序将小药卡插入药盘内，放好药杯，备好用物 （3）根据医嘱核对服药本、小药卡，无误后配药 （4）根据不同剂型的药物，采用不同的取药方法 ①配固体药：药片、胶囊等固体药用药匙取出所需药量，放入药杯。同一老人同一时间内服用的多种药片放入同一药杯内 ②配液体药 A.摇匀药液，打开瓶盖 B.取量杯，一手拇指置于所需刻度，使其与护理员视线平齐，另一手持药瓶，瓶签向上，倒药液至所需刻度处 C.将药液倒入药杯，用湿纱布擦净瓶口，盖好 D.倒取不同药液需清洗量杯 E.油剂或不足1mL的药液，用滴管吸取，滴于事先加入少量温开水的药杯内 F.不宜稀释的药物，可用滴管直接滴入老人口中 （5）配药完毕，将药物、服药卡、医嘱本重新核对，盖上治疗巾备用 （6）整理、清洁药柜及用物，洗手 （7）发药：发药前须经另一人核对药物（双人核对） （8）洗手后携服药本、发药盘、温开水等至老人床旁再次核对床号（反问）、姓名（反问）、药名、浓度、剂量、用法、时间 （9）按床号将药发送给老人 （10）讲解用药目的和注意事项 （11）协助老人取舒适卧位：坐位、半坐卧位，面向护理员，按需在口角旁铺垫巾或毛巾，背后垫软枕支撑 （12）先喂老人喝一口温水（视情况可借助吸管或汤匙），咽下后再协助老人将药放入口中 （13）再喝水约100mL，将药物吞下，视老人服药，确认吞下 （14）擦净口周 （15）服药后，收回药杯，再次核对，协助老人取舒适卧位休息 （16）药杯浸泡消毒后清洁，再消毒备用，一次性药杯集中消毒处理后销毁，清洁药盘和药车 （17）洗手，记录床号、姓名、药名、浓度、剂量、用法、时间，是否有不良反应等
评价	老人了解安全用药的知识，服药后达到预期疗效 沟通有效，能主动配合，彼此需要得到满足；无差错及不良反应发生

【注意事项】

（1）每次查对必须严格执行三查七对。

（2）配好一位老人的药后，再配另一位老人的药物。

（3）先备固体药，再备水剂与油剂。

（4）粉剂、含化及特殊要求的药物需用纸包好放在药杯内。

（5）液体药应摇匀，避免药液内溶质沉淀而影响给药浓度。

（6）同时服用几种药液时应倒入不同药杯内。

（7）倒取不同药液需清洗量杯，以免不同药液接触发生化学反应。

（8）油剂或不足 1mL 的药液，用滴管吸取，防止药液黏附杯内，影响剂量；1mL 按 15 滴计算，滴药时使滴管稍倾斜，使药量准确。

（9）同一老人的所有药物应一次取出，以免发生错漏。

（10）更换药物或停药时，应告知老人。

（11）鼻饲老人须将药片研碎，加水溶解后用注射器经胃管注入。

（12）协助老人用药过程，应树立无菌观念，及时清洁、消毒等，防止交叉感染。

（13）如老人出现呕吐、头晕等不适，应查明原因后进行相应处理，并且暂停服药。

（14）发药时注意倾听老人的意见，如果老人提出疑问，应虚心听取、重新核对，必要时可向医护人员确认，确保无误后再让老人服药。

（15）服药后随时观察老人的反应，如有异常及时向医护人员报告，并协助处理。

四、超声波雾化吸入给药

【知识链接】

院内感染是指老人在机构内遭受病原体侵袭而引起的诊断明确的感染或疾病，包括在院内期间的感染和在院内获得而在院外发生的感染。随着现代医学的高速发展、医疗水平的迅速提高，院内感染的发生率逐年增加且日益复杂化。院内感染的发生不仅影响患者的安全，也威胁着医务人员的健康，同时还给患者、家庭、社会造成沉重负担。因此，院内感染的预防和控制是院内工作人员的共同职责，是保证照护服务质量和护理安全的重要内容。

清洁、消毒、灭菌、无菌技术、隔离技术等是目前预防和控制院内感染的关键措施。因此，这些措施的实施需贯穿于照护服务工作全过程，护理员应熟练掌握控制院内感染的知识和技术，确保措施落实到位，以避免院内感染的发生。

★概念

（1）清洁是指用物理方法清除物体表面的污垢、尘埃和有机物的过程。

（2）消毒是指用物理或化学的方法清除或杀灭除芽孢以外的所有病原微生

物，使其数量减少到无害程度的过程。

（3）灭菌是指用物理或化学的方法杀灭所有微生物（包括致病的和非致病的）以及细菌芽孢的过程。

★ 清洁法

用清水洗净或用肥皂水、洗洁精等刷洗物品表面及其关节、齿牙，使其光洁，无血渍、污渍、水垢等残留物质和锈斑。常用于医院地面、墙壁、桌椅、病床等的清洁，也是物品消毒灭菌前的必要步骤。特殊污渍如碘酊污渍，可用乙醇或维生素C溶液擦拭；甲紫污渍，可用乙醇或草酸擦拭；陈旧血渍，可用过氧化氢溶液浸泡后洗净；高锰酸钾污渍，可用维生素C溶液或0.2%～0.5%过氧乙酸溶液浸泡后洗净擦拭。

★ 消毒灭菌法

（一）物理消毒灭菌法

1. 热力消毒灭菌法

利用热力作用使微生物的蛋白质凝固变性，酶失活、细胞壁和细胞膜发生改变而导致其死亡。分干热法和湿热法两种，前者由空气导热，传导较慢；后者由空气、水、水蒸气导热，传导快，穿透力强。因此，湿热灭菌所需温度较低、时间较短。

（1）燃烧灭菌法：是一种简单、迅速、彻底的灭菌法。

① 方法：该法包括焚烧和烧灼两种。

A. 焚烧法：直接在焚烧炉内焚毁。常用于无保留价值的纸张、特殊感染（如破伤风、气性坏疽、铜绿假单胞菌感染）的敷料及病理标本的灭菌处理。

B. 烧灼法：直接用火焰灭菌。常用于：a.培养用的试管或烧瓶，当开启或关闭塞子时，将试管（瓶）口和塞子，在火焰上来回旋转2～3次，避免污染；b.金属器械及搪瓷类物品急用时，或无条件用其他方法消毒时，金属器械可放在火焰上烧灼20s，搪瓷容器倒入少量95%～100%乙醇后慢慢转动，使乙醇分布均匀，然后点火燃烧直至熄灭。

② 注意事项：A.用此法灭菌，须远离氧气、乙醚、汽油等易燃、易爆物品；B.在燃烧中途不得添加乙醇，以免火焰上窜而致烧伤或火灾；C.贵重器械及锐利刀剪禁用此法灭菌，以免损坏器械或使刀刃变钝。

（2）干烤灭菌法：利用特制的烤箱，通电升温后进行灭菌，其热力传播与穿透主要靠空气对流与介质的传导，灭菌效果可靠。适用于玻璃、金属、搪瓷类物品、油脂及各种粉剂等在高温下不损坏、不变质、不蒸发的物品的灭菌，不适用于纤维织物、塑料制品等物品的灭菌。

① 方法：将所需消毒、灭菌的物品洗净晾干后放入电烤箱内，干烤灭菌所需的温度和时间应根据物品种类和烤箱的类型来确定。

A. 消毒：箱温 120～140℃，时间 10～20min。

B. 灭菌：箱温 150℃，时间 2.5h；箱温 160℃，时间 2h；箱温 170℃，时间 1h；箱温 180℃，时间 0.5h。

② 注意事项

A. 物品应清洁，玻璃器皿需保持干燥。

B. 物品包装大小合适：体积通常不超过 10cm×10cm×20cm，粉剂、油剂厚度不超过 0.6cm，凡士林纱布厚度不超过 1.3cm。

C. 装载符合要求：装载高度不超过烤箱内腔高度的 2/3，勿与烤箱底和四壁接触，物品间应留有空隙。

D. 温度设置合理：充分考虑物品对温度的耐受力，按要求设定温度，有机物灭菌温度不超过 170℃。

E. 准确计算灭菌时间：从烤箱内达到灭菌温度时算起，同时需打开柜体的排风装置，中途不宜打开烤箱添放新的物品。

F. 灭菌后开启柜门：待烤箱内温度降至 40℃以下方可打开烤箱，以防玻璃器皿炸裂。

G. 监测灭菌效果。

（3）煮沸消毒法：是家庭和某些基层医疗单位常用的一种消毒方法。此法简单、方便、经济、实用，适用于搪瓷、金属、玻璃、餐饮具、橡胶类等耐湿、耐高温物品的消毒。

① 方法：将物品刷洗干净后全部浸没在水中，加热煮沸后维持 5～10min 即可杀灭繁殖体达到消毒目的；煮沸 15min 可杀灭多数细菌芽孢，某些热抗力极强的细菌芽孢需煮沸更长时间，如肉毒芽孢需煮沸 3h 才能杀灭。

② 注意事项

A. 消毒前总体要求：使用软水，物品必须刷洗干净并完全浸没在水中，水面应至少高于物品最高处 3cm；空腔导管腔内预先灌满水，大小相同的碗、盆不能重叠，器械轴节及容器盖子要打开，放入总物品不宜超过容量的 3/4。

B. 根据物品性质决定放入水中的时间：橡胶制品用纱布包好，待水沸后放入，3～5min 取出，玻璃器皿（用纱布包裹）、金属及搪瓷类物品应从冷水或温水时放入；如中途加入物品，则在第二次水沸后重新计时。

C. 水的沸点受气压影响，一般海拔每增高 300m，消毒时间需延长 2min。

D. 为增强杀菌作用、去污防锈，可将碳酸氢钠加入水中，配成 1%～2% 的浓度，沸点可达 105℃。

E. 消毒后应将物品及时取出置于无菌容器内，及时应用，4h 内未用需要重煮消毒。

（4）压力蒸汽灭菌法，是一种临床应用最广、效果最为可靠的首选灭菌方法。本法利用高压饱和蒸汽的高热所释放的潜热（当 1g 100℃水蒸气变成 1g 100℃的水时，释放出 2255J 的热量）灭菌。适用于耐高温耐高压、耐潮湿的物品，如器械，敷料，搪瓷、橡胶、玻璃制品，某些药品、溶液细菌培养基等的灭菌。

① 压力蒸汽灭菌器分类：有下排气压力蒸汽灭菌器和预真空压力蒸汽灭菌器两大类。

② 注意事项

A. 安全操作：操作人员要经过专门训练，合格后才能上岗；严格遵守操作规程；设备运行前每日进行安全检查并预热，预真空灭菌器每日开始灭菌运行前还应空载进行 B-D 试纸测试。

B. 包装合理：包装前器械或物品须清洗擦干，包装材料要求透气性好但不能透过微生物，常用脱脂棉布、专用包装纸、带通气孔的器具；卧式灭菌器物品包不大于 30cm×30cm×25cm，预真空灭菌器内物品包体积可以是 30cm×30cm×50cm，器械包重量不宜超过 7kg，敷料包重量不宜超过 5kg。物品捆扎不能过紧，包内放置化学指示物、包外贴化学指示胶带。

C. 装载恰当：使用专用灭菌架或篮筐装载灭菌物品，灭菌包之间留有空隙；宜将同材质物品置于同一批次灭菌，如材质不同，将纺织类物品竖放于金属、搪瓷类物品之上；卧式灭菌柜装填量不得超过 80%、预真空灭菌柜不得超过 90%，但不小于柜室容量的 10%，如使用脉动真空压力蒸汽灭菌器，装填量不得小于柜室容量的 5%。

D. 密切观察：灭菌时随时观察压力及温度并准确计时，加热速度不宜过快，只有当柜室的温度达到要求时开始计算灭菌时间。

E. 灭菌后卸载：灭菌器温度降至室温、压力表在"0"位时取出的物品冷却＞30min；每批次应检查灭菌是否合格，若灭菌不彻底或有可疑污染则不作无菌包使用；快速压力蒸汽灭菌后的物品 4h 内使用，不能储存。

F. 监测灭菌效果

a. 物理监测法：将留点温度计的水银柱甩至 50℃以下，放入需灭菌包内，待灭菌后检查读数是否达到灭菌温度。

b. 化学监测法：是目前广泛使用的常规检测手段。主要是通过化学指示剂的化学反应，灭菌后呈现的颜色变化来辨别是否达到灭菌要求。常用化学指示胶带法，使用时将其粘贴在需灭菌物品的包装外面，也可选用化学指示卡（管），放在标准试验包的中央部位。

2. 光照消毒法（辐射消毒）

主要利用紫外线或臭氧的杀菌作用，使菌体蛋白光解、变性而致细菌死亡。

（1）日光暴晒法：利用日光的热、干燥和紫外线的作用达到消毒效果。常用于床垫、毛毯、衣服、书籍等物品的消毒。将物品放在直射日光下暴晒 6h，定时翻动，使物品各面均受到日光照射。

（2）紫外线消毒法：紫外线属于波长在 100～400nm 的低能电磁波，消毒使用的紫外线波长在 250～270nm，其中杀菌力最强的为 253.7nm。紫外线可杀灭多种微生物，包括杆菌、病毒、真菌、细菌繁殖体、部分芽孢等。其杀菌机制为：①使微生物的 DNA 变性，失去转换能力而死亡；②破坏菌体蛋白中的氨基酸，使菌体蛋白光解变性；③降低菌体内氧化酶的活性；④紫外线可使空气中的氧气电离产生具有极强杀菌作用的臭氧。

常用的紫外线消毒法有紫外线灯和紫外线消毒器。紫外线灯有普通直管热阴极低压汞紫外线消毒灯、高强度紫外线消毒灯、低臭氧紫外线消毒灯和高臭氧紫外线消毒灯四种。紫外线消毒器是采用臭氧紫外线杀菌灯制成的，主要包括紫外线空气消毒器、紫外线表面消毒器和紫外线消毒箱三种。由于紫外线辐射能量低、穿透力弱，因此主要适用于空气、物体表面和液体的消毒。

① 方法

A. 空气消毒：首选紫外线空气消毒器，可在室内有人活动时使用，开机30min 即可达到消毒效果。在室内无人情况下，也可用悬吊式或移动式紫外线灯直接照射。紫外线灯安装的数量≥1.5W/m³，有效照射距离 1.8～2.2m，照射时间≥30min。

B. 物品表面消毒：最好使用便携式紫外线消毒器近距离照射或紫外线灯悬吊式照射；小件物品可放入紫外线消毒箱内照射；也可采用紫外线灯悬吊式照射。有效距离为 25～60cm，照射时间为 20～30min。照射时应将物品摊开或挂起，使其各个表面受到直接照射。

C. 液体消毒：可采用水内照射法或水外照射法，紫外光源应装有石英玻璃保护罩，水层厚度应＜2cm，并根据紫外线辐照的强度确定水流速度。

② 注意事项

A. 保持灯管清洁：一般每周 1 次用 70%～80% 乙醇布巾或棉球擦拭灯管表面，发现灯管表面有灰尘、油污时，应随时擦拭。

B. 消毒环境合适：清洁、干燥，电源电压220V，适宜温度为 20～40℃，相对湿度为 40%～60%。若温度过低或相对湿度过高，应适当延长照射时间。

C. 正确计算并记录消毒时间：紫外线的消毒时间须从灯亮 5～7min 后开始计时，建立时间登记卡，若使用时间超过 1000h，须更换灯管。

D. 有效防护：紫外线对人的眼睛、皮肤均有强烈的刺激，照射时人应离开房间，必要时戴防护镜和穿防护衣或用纱布遮盖双眼、用被单遮盖暴露的肢体，照射后开窗通风 3～4min。

（3）臭氧灭菌灯消毒法：灭菌灯内装有臭氧发生管，在电场作用下，将空气中氧气转化成高纯臭氧。臭氧稳定性极差，在常温下可自行分解为氧，所以臭氧不能瓶装生产，只能现场生产立即使用臭氧主要依靠其强大的氧化作用杀菌，是一种广谱杀菌剂，可杀灭细菌繁殖体、芽孢、病毒、真菌，并可破坏肉毒杆菌毒素等。主要用于空气、水及物品表面的消毒。

① 方法

A. 空气消毒时，应关闭门窗，无人状态下，臭氧浓度 20mg/m³，持续 30min。

B. 水消毒时，根据不同场所按厂家产品使用说明书要求使用。

C. 物品表面消毒时，密闭空间内臭氧浓度 60mg/m³，持续 60～120min。

② 注意事项

A. 臭氧对人体有害，国家规定大气中臭氧浓度 ≤0.16mg/m³。

B. 臭氧具有强氧化性，可损坏多种物品，且浓度越高对物品损坏越重。

C. 温湿度、有机物、水的浑浊度、pH 等多种因素可影响臭氧的杀菌作用。

D. 空气消毒后开窗通风 ≥30min，人员方可进入室内。

（二）化学消毒灭菌法

凡不适用于物理消毒灭菌且耐潮湿的物品如金属锐器（刀、剪、缝针）和光学仪器（胃镜、膀胱镜等）及皮肤、黏膜，患者的分泌物、排泄物，病室空气等，均可采用此法。化学消毒灭菌法是利用液体或气体的化学药物渗透到菌体内，使菌体蛋白凝固变性，细菌酶失去活性，导致微生物代谢障碍而死亡；或破坏细胞膜结构，改变其通透性，导致细胞膜破裂、溶解，从而达到消毒灭菌的目的。

理想的化学消毒灭菌剂应具备的条件：杀菌谱广，有效浓度低，作用速度快，性质稳定，无刺激性、腐蚀性，不引起过敏反应，无色、无味、无臭，且用后易于除去残留药物，易溶于水，可在低温下使用，不易受有机物、酸、碱及其他物理、化学因素的影响，毒性低，不易燃烧、爆炸，使用无危险性，用法简便，价格低廉，便于运输。

1. 化学消毒灭菌剂的使用原则

（1）根据物品的性能及不同微生物的特性，选择合适的消毒灭菌剂。

（2）严格掌握消毒灭菌剂的有效浓度、消毒时间及使用方法，使用新鲜配制的消毒液。

（3）消毒灭菌前，物品要洗净擦干；浸泡时，打开器械的轴节或套盖，大小相同的碗盆不能重叠，管腔要灌满药液，物品全部浸没在消毒液内；浸泡消毒后的物品使用前应用无菌生理盐水或无菌蒸馏水冲洗，气体消毒后的物品，应待气体散发后再使用，以免刺激组织。

（4）消毒液应定期更换，易挥发的要加盖、定期监测调整浓度。

（5）消毒液中不能放置纱布、棉花等物，以防降低消毒效力。

2. 化学消毒灭菌剂的使用方法

（1）浸泡法：将需消毒的物品完全浸没在消毒液中的方法。按被消毒物品和消毒液的种类不同，确定消毒溶液浓度、浸泡时间。适用于耐湿不耐热物品的消毒，如锐利器械、精密仪器等。

（2）擦拭法：用化学消毒液擦拭被污染物体表面或进行皮肤消毒的方法。应选用易溶于水、穿透性强、无显著刺激性的消毒剂。常用于地面、家具、墙壁等的消毒。

（3）喷雾法：用喷雾器将化学消毒剂均匀喷洒在空气中和物体表面进行消毒的方法。常用于空气和物品表面（如墙壁、地面）的消毒。

（4）熏蒸法：利用消毒药品所产生的气体进行消毒灭菌的方法。常用于换药室、手术室、病室的空气消毒。在消毒间或密闭的容器内，也可用熏蒸法对被污染的物品进行消毒灭菌。

3. 常用的化学消毒剂

灭菌级：环氧乙烷、戊二醛、过氧乙酸、甲醛。

高效：过氧乙酸、甲醛、二溴海因、含氯消毒剂。

中效：含氯消毒剂、碘酊、碘伏、醇类。

低效：季铵盐类、胍类消毒剂。

★ 无菌技术

（一）概念

（1）无菌技术指在医疗、护理操作中，防止一切微生物侵入人体和防止无菌物品、无菌区域被污染的技术。

（2）无菌物品指经过灭菌处理后保持无菌状态的物品。

（3）无菌区域指经过灭菌处理后未被污染的区域。

（4）非无菌物品或非无菌区域指未经灭菌处理或虽经灭菌处理但又被污染的物品或区域。

（二）无菌技术操作原则

（1）操作环境要求操作区域和操作台要清洁、宽敞、干燥，操作前30min通风、停止清扫减少人员走动，以免尘埃飞扬。

（2）操作者仪表行为要求

① 操作前：着装整洁、修剪指甲、洗手、戴口罩，必要时穿无菌衣、戴无菌手套。

② 操作中：应面向无菌区域，但不可面对无菌区谈笑、咳嗽、打喷嚏；手臂须保持在腰部或操作台面以上；不可跨越无菌区域。

（3）无菌物品管理要求

① 无菌物品和非无菌物品应分别放置，并有明显标志。

② 无菌物品须存放在无菌包或无菌容器内，无菌包或无菌容器外注明物品名称、灭菌日期，按有效期先后顺序摆放。

③ 定期检查无菌物品保存情况，如符合存放环境要求，使用纺织品材料包装的无菌物品有效期为 14 天，否则一般为 7 天；医用一次性纸袋包装的无菌物品，有效期为 1 个月；使用一次性医用皱纹纸、一次性纸塑袋、医用无纺布或硬质容器包装的无菌物品，有效期为 6 个月；由医疗器械生产厂家提供的一次性使用无菌物品遵循包装上标识的有效期；无菌包过期或包布受潮均应重新灭菌。

（4）操作过程无菌要求

① 取用或传递无菌物品必须使用无菌持物钳（或镊）。

② 无菌物品一经取出虽未使用也不可放回无菌容器或无菌包。

③ 无菌物品疑有污染或已被污染，应予更换或重新灭菌。

④ 一套无菌物品仅供一位患者使用。

【目的】

（1）湿化气道：如呼吸道湿化不足、痰液黏稠、气道不畅者。

（2）祛痰镇咳：减轻呼吸道黏膜水肿，稀释痰液，帮助祛痰。

（3）控制呼吸道感染：如支气管扩张、肺炎、肺脓肿、肺结核等患者。

（4）改善通气：解除支气管痉挛，保持呼吸道畅通。

扫码观看
视频

超声雾化吸入	
护理程序	操作
评估	环境清洁、温湿度适宜 整体评估：老人疾病、意识状况，了解能否配合操作 局部评估：有无咳嗽咳痰、呼吸不畅等情况
判断	老人有痰液黏稠、气道不畅、支气管痉挛、呼吸道感染等问题，需要为老人通过雾化吸入方式给药改善呼吸功能
计划	遵医嘱为老人进行雾化吸入给药
实施	1.用物 超声雾化吸入器、冷蒸馏水 250～300mL、雾化药液、量杯、注射器、垫巾 2.操作 （1）护理员服装整洁，洗净双手 （2）沟通并解释操作目的、配合方法；核对姓名（反问）、药名、用法、用量、时间 （3）预热：连接好各部件后，向雾化器水槽加冷蒸馏水至浸没底部透声膜，再次核对药液后加入药杯放入雾化器，盖紧水槽盖；接通电源，打开电源开关，进行预热 3min （4）卧位：协助老人取坐位或半坐位，垫巾围于颌下 （5）雾化吸入：调整定时开关，15～20min；将面罩罩于老人口鼻部（或将口含嘴放于老人口中）；打开雾化开关，根据老人耐受调整雾量，一般采用中档雾量 （6）呼吸方式：吸入过程中用面罩的，嘱老人作深呼吸，吸气后屏气 1～2s，呼气时拿开面罩，如此反复；用口含嘴的，嘱老人用口深吸气、吸气后屏气 1～2s，用鼻呼气的方式，以提高药物利用率。吸入过程中应注意观察老人反应

续表

护理程序	操作
实施	（7）吸入完毕：取下面罩或口含嘴，先关雾化开关，再关电源开关；协助老人漱口，如有痰时应协助排出，用毛巾擦净面部 （8）整理用物：协助老人取舒适卧位，整理床单位 （9）雾化器连接管等部件清洗并消毒 （10）洗手、记录
评价	老人无不适感受 环境整洁 用物摆放合理

【注意事项】

（1）严格执行查对制度。

（2）面罩（口含嘴）、连接管路应专人专用。

（3）水槽无水时，不可开机，以免损坏机器；水槽不可加温水或热水，如水槽水温上升，应关机或更换冷蒸馏水。

（4）连续使用超声雾化吸入给药时，两次吸入需间隔时间30min。

（5）老人有痰时，可采取叩背法等协助老人排痰。

五、协助老人吸氧

【知识链接】

★缺氧概述

氧是生命活动所必需的物质，如果身体组织得不到足够的氧或不能充分利用氧，组织就会出现异常的改变。老年人由于心、肺等脏器功能降低或疾病的原因，容易出现缺氧。

1. 缺氧的概念

缺氧指的是组织得不到足够的氧或不能充分利用氧，组织的代谢、功能及形态结构都发生异常改变的病理过程。

2. 缺氧的危害

（1）老年人长期处于缺氧状态，免疫力会降低，易感冒，运动耐力下降。

（2）慢性脑血氧不足会导致睡眠障碍、行为异常、个性改变等。

（3）缺氧还会引起阿尔茨海默病、脑梗死、心律失常、心力衰竭等。

3. 老年人缺氧的表现

老年人轻度缺氧时一般会头晕、头痛、耳鸣、眼花、四肢软弱无力，或者产生恶心、呕吐、心慌、气急、气短、呼吸急促、心跳快速无力。随着缺氧的加重，可导致意识模糊，全身皮肤、嘴唇、指甲青紫，血压下降，瞳孔散大，昏迷；严重的甚至导致呼吸困难、心跳停止、缺氧窒息而死亡。常见缺氧有以下三种类型。

（1）轻度缺氧：无明显的呼吸困难，无发绀的表现，意识清醒，如有呼吸困难时需给予低流量吸氧。

（2）中度缺氧：有发绀、呼吸困难，老年人意识清醒或烦躁不安，需氧疗。

（3）重度缺氧：显著发绀，三凹征明显（胸骨上窝、锁骨上窝和肋间隙凹陷），老年人失去正常活动，呈现昏迷或半昏迷状态，无法与老年人交流。

★氧气吸入的装置

氧气吸入供氧主要有两种方式，一种是氧气筒式供氧气，另一种是中心供氧系统供氧。

1. 氧气筒式供氧装置

（1）总开关：氧气筒的顶部，可控制筒内氧气的放出。使用时，用手将总开关向逆时针方向拧松，旋转约1/4周，即可放出足够的氧气，不用时将总开关顺时针方向旋紧即可关闭。

（2）气门：在氧气筒颈部的侧面，与氧气表相连，氧气经气门自氧气筒中输出。

（3）压力表

① 压力表：氧气压力表连接好氧气筒以后，从表上的指针能测知氧气筒内氧气的压力，以兆帕表示，筒内压力越大，表明筒内氧气储存量越多。如表上指针指在100刻度处，表示筒内氧气压力为100兆帕。

② 减压器：减压器是一种弹簧自动减压装置，将来自氧气筒内的压力减低至0.2～0.3兆帕，使流量平衡，保证安全，便于使用。

③ 流量表：流量表内装有浮标，用于测量每分钟氧气流出量。向上旋转流量调节阀时，氧气通过流量表时将浮标吹起，从浮标上端平面所指刻度可测知每分钟氧气的流出量。向下旋转，则可关闭流量调节阀。常用氧气流量分类：低流量1～2L/min，中流量3～4L/min，高流量6～8L/min。

④ 湿化瓶：用于湿润氧气，以免呼吸道黏膜干燥。瓶内装入1/3或1/2灭菌蒸馏水或冷开水，通气管浸入水中，出气管和鼻导管相连。

⑤ 安全阀：由于氧气的种类不同，安全阀有的在湿化瓶上端，有的在流量表下端。当气流量过大、压力过高时，内部活塞即自行上推，使过多的氧气由四周小孔流出，以保证安全。

（4）吸氧管道：吸氧管道即吸氧时单头与流量表出气口相接，另一头连接老年人呼吸道的输送氧气的通道。主要分为三类。

① 鼻导管式：单侧鼻导管式，将一细导管插入一侧鼻孔，达鼻咽部。此方式节省氧气，但可刺激鼻腔黏膜，长时间应用会感觉不适。双侧鼻导管式将双侧鼻导管插入双鼻孔内，深约1cm，并固定，适用于长期用氧的老年人。

② 面罩式：将吸氧面罩置于老年人口鼻部，氧流量需求大，需6～8L/min。

③ 氧气枕式：在转运老年人途中，可用氧气枕代替氧气装置。氧气枕为一长方形橡胶枕，枕的一角有橡胶管，上有调节器以调节流量。使用前先将枕内灌满氧气，接上吸氧导管或吸氧面罩，调节流量即可给氧。

2. 中心供氧系统装置

在医院和医养结合的养老机构里，氧气常集中由氧气中心供应站供给。

（1）中心供氧系统：由中心供应站设管道至各病房或各房间内，开口于快速插座。供应站有总开关控制，各用氧单位配氧气表，打开流量表即可使用。

（2）氧气表：由上面的流量表和下面的湿化瓶组成，中间有一定位位鞘，插入快速插座可与中心供氧系统相连，另一接口为出气口，与吸氧管相连，还有一流量调节阀，以控制氧气吸入流量。装表时旋转流量调节阀旋钮，关闭流量调节阀，将定位鞘插入快速插座，听到"咔"的一声响后即表明连接成功。停氧取表流程为：松开氧气管的锁圈，从老年人呼吸道摘下吸氧管或面罩；关闭流量调节阀；取下吸氧管；用手重压快速插座的白色区域，取下氧气表。

（3）吸氧管道。

★氧气使用要求

（1）给老年人插入吸氧管前，应确保氧气管道的通畅；停止吸氧时，务必要先摘下鼻导管，后关闭氧流量调节阀，以免影响老年人呼吸。

（2）氧气筒内氧气勿用尽，压力表内至少要保留0.5兆帕，以免灰尘进入筒内，再充气会引起爆炸。

（3）严格遵守操作规程，注意用氧安全，做好四防，即防油、防热、防火、防震，嘱老年人及家属勿在房内吸烟、点火；避免倾倒撞击氧气筒；氧气表及螺旋口上勿涂油，避免引起燃烧。

（4）嘱老年人及家属勿擅自调节氧流量。

（5）对未用完或已用尽的氧气筒应分别悬挂"满"或"空"的标志，便于及时调换和急用时搬运。

【目的】

（1）纠正各种原因造成的缺氧状态。

（2）促进组织新陈代谢，维持生命活动。

吸氧（氧气筒供氧）	
护理程序	操作
评估	环境清洁、无异味，温湿度适宜、远离火源 老人疾病、意识状况，缺氧症状，了解能否配合操作
判断	根据评估，老人有呼吸急促、口唇发绀等缺氧症状，判断老人有缺氧症状，需要吸氧
计划	遵医嘱协助老人使用鼻氧管吸氧
实施	1. 用物 冷蒸馏水、纱布、弯盘、鼻氧管、棉签、扳手；供氧装置、用氧记录单、"满"或"空"标识及"防油""防热""防震""防火"四防标识 2. 操作 （1）护理员衣帽整洁，洗净双手 （2）核对老人姓名、床号，沟通、解释操作目的、方法、配合要点 （3）用棉签清洁双侧鼻腔并检查，确认无分泌物等堵塞 （4）吸氧准备 ① 氧气筒供氧 方法：打开氧气筒总开关，使小量氧气从气门流出（吹尘），随即关闭开关；将氧气表接于氧气筒气门上，并用扳手旋紧，使氧气表直立于气筒旁 湿化瓶装 1/3～1/2 冷蒸馏水后连接氧气筒；先打开总开关，再开流量表，检查无误后，关闭待用 ② 中心供氧 A.方法：检查供氧正常 B.连接：将鼻导管连接于湿化瓶出气口 C.调节流量：打开流量表，调节氧流量；将鼻导管末端置于盛有温开水的治疗碗内，湿润前端，并检查是否通畅 D.插管：将鼻导管插入老人鼻孔 1cm，将导管环绕老人耳部向下放置并调节松紧度 E.记录吸氧开始时间、流量；随时观察用氧效果、老人感受 （5）停氧 ① 氧气筒：关总开关、放出余气，再关流量开关，最后卸表 ② 中心供氧：关流量开关，取下流量表 （6）整理：一次性用物消毒后集中处理，氧气筒悬挂空或满标志；协助老人取舒适卧位、整理床单位 （7）记录：洗手、记录用氧时间和效果
评价	缺氧症状改善

【注意事项】

（1）用氧前、检查氧气装置有无漏气、是否通畅。

（2）严格遵守操作规程，注意用氧安全，做好"四防"：防震、防火、防热、防油。氧气瓶搬运时要避免倾倒、撞击。氧气筒应放阴凉处，周围严禁烟火及易燃品，距明火至少 5m，距暖气至少 1m。氧气表及螺旋口勿上油，也不用带油的手装卸。

（3）使用氧气时，应先调节流量后使用。停用氧气时，应先拔出导管，再关闭氧气开关。中途需要改变流量，先分离鼻导管与湿化瓶，调节好流量后再接上。

（4）常用湿化液：冷蒸馏水、冷开水。急性肺水肿用20%～30%乙醇，具有降低肺泡表面张力的作用，减轻缺氧症状。

（5）用氧过程中，加强监测用氧效果，避免出现氧疗不良反应。

六、氧气雾化吸入给药

【目的】同"超声雾化吸入"的目的。

氧气雾化吸入	
护理程序	**操作**
评估	环境清洁、温湿度适宜 整体评估：老人疾病、意识状况，了解能否配合操作 局部评估：有无咳嗽咳痰、呼吸不畅等情况
判断	老人有痰液黏稠、气道不畅、支气管痉挛、呼吸道感染等问题，需要为老人通过氧气雾化的方式给药
计划	遵医嘱为老人进行氧气雾化给药
实施	1. 用物 供氧装置、氧气雾化吸入器、雾化药液、注射器、垫巾、毛巾 2. 操作 （1）护理员服装整洁，洗净双手 （2）沟通并解释操作目的、配合方法；核对姓名（反问）、药名、用法、用量、时间 （3）加药：连接好各部件后，再次核对药液后加入雾化器药杯，将雾化器连接至供氧装置，调节氧流量6～8L/min，氧气湿化瓶不要放水 （4）卧位：协助老人取坐位或半坐位，垫巾围于颌下 （5）雾化吸入：调整定时开关，时间为15～20min；将面罩罩于老人口鼻部（或将口含嘴放于老人口中），根据老人耐受调整雾量 （6）呼吸方式：吸入过程中用面罩的，叮嘱老人做深度呼吸，吸气后屏气1～2s，呼气时拿开面罩，如此反复；用口含嘴的，叮嘱老人用口深吸气、吸气后屏气1～2s，用鼻呼气的方式，以提高药物利用率。吸入过程中，注意观察老人反应 （7）吸入完毕：取下面罩或口含嘴，关闭氧源；协助老人漱口，有痰时应协助排出；用毛巾擦净面部 （8）整理用物：协助老人取舒适卧位、整理床单位；雾化器连接管等部件清洗并消毒 （9）洗手、记录
评价	老人无不适 环境整洁，用物摆放合理

【注意事项】

（1）严格执行查对制度。

（2）面罩（口含嘴）、连接管路应专人专用。

（3）用氧过程注意安全，做到"四防"：防火、防热、防油、防震。

（4）老人有痰时，可采取叩背法等协助其排痰。

（5）吸入过程如有异常情况，应立即停止。

七、协助老人使用眼药

【目的】缓解眼部炎症、眼部不适。

滴眼药水	
护理程序	操作
评估	环境清洁、温湿度适宜 整体评估：老人疾病、意识状况，了解能否配合操作 局部评估：眼部情况
判断	老人有眼睛干涩、炎症等问题，需要为老人滴眼药水缓解症状
计划	遵医嘱为老人滴眼药水
实施	1. 用物 给药单、眼药水、纸巾、棉签、污物杯 2. 操作 （1）护理员服装整洁，洗净双手 （2）沟通并解释操作目的；仔细核对姓名（反问）、药名、用法、用量、时间，确认用药部位（左眼、右眼、双眼） （3）体位：协助老人取坐位或仰卧位，头略后仰 （4）清洁眼部：用棉签擦净眼部分泌物 （5）打开药瓶，瓶塞侧面或瓶塞口向上放置于干净纸巾上 （6）悬滴药液：护理员用干净棉签向下轻拉老人下眼睑并固定；摇匀药水瓶，距眼2～3cm将眼药水滴入眼下结膜内1～2滴，轻提上眼睑，使结膜囊内充盈药液 （7）叮嘱老人闭眼休息片刻并转动眼球，以利于药液均匀分布；用棉签或纸巾擦净老人眼角溢出药液 （8）整理用物：协助老人取舒适卧位、整理床单位 （9）洗手、记录
评价	老人无不适 环境整洁，处理污物合理

使用眼药膏	
护理程序	操作
评估	环境清洁、温湿度适宜 整体评估：老人疾病、意识状况，了解能否配合操作 局部评估：眼部情况

护理程序	操作
判断	老人有眼睛干涩、炎症等问题，需要为老人使用眼药膏缓解症状
计划	遵医嘱为老人使用眼药膏
实施	1.用物 给药单、眼药膏、纸巾、棉签、污物杯 2.操作 （1）护理员服装整洁，洗净双手 （2）沟通并解释操作目的；核对姓名（反问）、药名、用法、用量、时间，确认用药部位（左眼、右眼、双眼） （3）体位：协助老人取坐位或仰卧位，头略后仰 （4）清洁眼部：用棉签擦净眼部分泌物 （5）打开药瓶，瓶塞侧面或瓶塞口向上放置于干净纸巾上 （6）上眼药膏：护理员用干净棉签向下轻拉老人下眼睑并固定；沿外眼角向内眼角的方向，将眼药膏平挤在下睑结膜与眼球结膜交界处 （7）先使下睑恢复原位，再上提眼睑，使药膏充盈 （8）叮嘱老人闭眼并转动眼球，以利于吸收；用棉签或纸巾擦净老人眼角溢出药液 （9）整理用物：协助老人取舒适卧位、整理床单位 （10）洗手、记录
评价	老人无不适 环境整洁，处理污物合理

【注意事项】

（1）使用滴眼液前应先混匀药液。

（2）白天宜使用滴眼液，晚上可用眼药膏涂敷。

八、协助老人使用滴鼻剂

【目的】缓解和治疗鼻腔干燥、炎症等不适。

使用滴鼻剂	
护理程序	操作
评估	环境清洁、温湿度适宜 整体评估：老人疾病、意识状况，了解能否配合操作 局部评估：鼻腔情况
判断	老人有鼻塞、鼻炎、鼻黏膜干燥等问题，需要使用滴鼻剂缓解症状

续表

护理程序	操作
计划	遵医嘱为老人使用滴鼻剂
实施	1. 用物 给药单、滴鼻剂、纸巾、棉签、污物杯 2. 操作 （1）护理员服装整洁，洗净双手 （2）沟通并解释操作目的；核对姓名（反问）、药名、用法、用量、时间，确认用药部位（左鼻腔、右鼻腔、双侧鼻腔） （3）体位：协助老人取坐位或仰卧位，头向后仰 （4）清洁鼻腔：用棉签擦净鼻腔分泌物 （5）打开药瓶，瓶塞侧面或瓶塞口向上放置于干净纸巾上 （6）滴入药液：嘱老人先吸气，然后滴入药液2～3滴，药瓶瓶口不可碰到鼻黏膜 （7）滴毕后，轻轻按揉鼻翼两侧，使药液均匀吸收；保持仰卧位（或头后仰）1～2min （8）整理用物：协助老人取舒适卧位、整理床单位 （9）洗手、记录
评价	观察、询问老人应无不适 整洁 合理处理污物

【注意事项】

（1）如果老人鼻腔有干痂，应先用温盐水清洗浸泡，待干痂变软后取出，然后滴入药液。

（2）如果药液流入口腔，可叮嘱老人吐出药液。

九、协助老人使用滴耳剂

【目的】缓解和治疗中耳炎等耳道不适情况。

使用滴耳剂	
护理程序	操作
评估	环境清洁、温湿度适宜 整体评估：老人疾病、意识状况，了解能否配合操作 局部评估：听力、耳道疼痛、耳鸣等情况
判断	老人有耳道感染、耳道疾患的问题，需要使用滴耳剂缓解症状
计划	遵医嘱为老人使用滴耳剂

护理程序	操作
实施	1. 用物 给药单、滴耳剂、纸巾、棉签、污物杯 2. 操作 （1）护理员服装整洁，洗净双手 （2）沟通并解释操作目的；核对姓名（反问）、药名、用法、用量、时间，确认用药部位（左耳、右耳、双耳） （3）体位：协助老人取坐位或仰卧位，头偏向一侧，患耳在上，健侧耳在下 （4）清洁：用棉签擦净耳道内分泌物；打开药瓶，瓶塞侧面或瓶塞口向上放置于干净纸巾上 （5）焐热滴耳液：双手焐热滴耳液，可以防止滴耳后头晕等不适 （6）滴入药液：护理员一手将老人耳郭向后上方轻轻牵拉，使耳道变直，另一手持药瓶，将掌根轻置于耳旁；将药液沿着耳道后壁滴入耳道内 5～10 滴（遵医嘱） （7）滴毕后，轻轻压住老人耳屏，使药液充分进入中耳，用棉球塞入外耳道，避免药液流出 （8）5min 后，取出棉球，擦净耳道口 （9）整理用物：协助老人取舒适卧位、整理床单位 （10）洗手、记录
评价	老人无不适 环境整洁，处理污物合理

【注意事项】

（1）老人耳聋、耳道不通或耳膜穿孔时，不应使用滴耳剂。

（2）滴药后嘱老人保持原体位 1～2min，以利于药液吸收。

十、肌力评定及功能训练

肌力评定	
护理程序	操作
沟通	与老人及其家属沟通，告知老人肌力评定的目的、流程和注意事项，征得老人及其家属同意和配合
准备	环境：环境整洁、光线明亮 用物：床、椅、记录纸、笔
实施	（1）确认有效医嘱、核对老人信息 （2）评估并解释

续表

护理程序	操作
实施	（3）调节室温，老人取舒适卧位 （4）评估肌力 ①肌力正常（5级）：能抗较大阻力，完成关节活动 ②肌力良好（4级）：能抗较小阻力，完成关节活动 ③肌力尚可（3级）：能抗自身重力，完成关节活动，能抗重力，不能抗阻力 ④肌力差（2级）：在消除重力下，完成关节活动，不能抗重力 ⑤肌力微缩（1级）：无关节活动，可触及肌收缩 ⑥肌力为零（0级）：肌肉无收缩 （5）评估生命体征、老人反应
整理	物品整理归位；洗手
记录	老人活动情况、反应

肌力训练	
护理程序	操作
沟通	与老人及其家属沟通，告知老人肌力训练的目的、流程和注意事项，征得老人及其家属同意和配合
准备	环境：环境整洁、光线明亮
实施	确认有效医嘱、核对老人信息 ↓ 评估并解释 ↓ 调节室温，老人取舒适卧位 ↓ 1. 肩部肌群肌力训练 （1）增强肩前屈肌群肌力的训练 ➤ 肌力1～3级 训练方法：老人仰卧位，患侧上肢放于体侧，肘伸直。护理员一手托住老人肘部，另一手托住老人前臂。嘱老人尽力做全关节范围内的屈肩动作，然后还原，重复进行 练习时护理员应根据老人肌力水平提供助力：肌力1级，给予助力屈曲肩关节；肌力2～3级时，只辅助托起上肢，不予屈曲运动的助力 ➤ 肌力4～5级 训练方法：老人仰卧位，训练侧上肢放在体侧，伸肘。护理员一手握住前臂远端，另一手放在肱骨的远端，抵抗老人的屈曲动作。嘱老人抗阻力屈曲肩关节至90°，然后恢复原位，重复进行

扫码观看
视频

护理程序	操作	
实施	（2）增强肩外展肌群肌力 ▷ 肌力 1～3 级 训练方法：老人仰卧位，患侧上肢前臂中立位置于身旁。护理员一手托住肘关节，另一手托住前臂。嘱老人尽力做肩关节全范围内的外展动作 肌力 1 级时，护理员予以减重，并协助外展肩关节；肌力 2～3 级时，只帮助减重 ▷ 肌力 4～5 级 训练方法：老人仰卧位，上肢置于体侧，前臂中立位。护理员一手放在肱骨远端外侧向内施加阻力，另一手固定前臂远端。坐位时，护理员站于老人身后，一手放在肩部，固定肩胛骨，另一手放在肱骨远端外侧并向内侧施加阻力，老人抗阻力外展肩关节至 90°	 扫码观看 视频
	（3）增加肩水平内收肌群的肌力 ▷ 肌力 1～3 级 训练法：老人坐位，健侧上肢自然下垂。护理员一手托住患肢肘部，另一手托住前臂，使老人训练侧上肢外展 90°、前臂中立位。嘱老人尽力做全关节范围内的肩内收动作，然后还原，重复进行 肌力 1 级时，护理员提供助力帮助内收肩关节；肌力 2～3 级时，只辅助减重，不予内收助力 ▷ 肌力 4～5 级 训练方法：老人坐位，上肢外展 90°，护理员一手放在前臂远端，一手放在肱骨远端内侧提供阻力	 扫码观看 视频
	（4）增加肩内旋、外旋肌群肌力 ▷ 肌力 1～3 级 训练方法：老人仰卧位，肩外展 90°，屈肘 90°，肘部放在床沿，前臂被动旋前位垂直向上。护理员一手握住老人的肘关节，另一手握住老人的前臂使前臂外旋向上，内旋向下，嘱老人努力做全关节范围内的肩内旋外旋动作，然后还原，重复进行 ▷ 肌力 4～5 级 训练方法：老人仰卧位，肩外展 90°，屈肘 90°，并临近床沿，前臂旋前。护理员一手握住肘关节内侧，另一手握前臂尺侧远端，并在老人内旋时施加阻力 （5）增强肩外旋肌群肌力 ▷ 肌力 1～3 级 训练方法：老人仰卧位，肩外展 90°，肘部屈曲 90°置于床沿，前臂垂直床面向上。护理员一手托住老人的肘关节内侧，另一手握住老人的前臂远端 肌力 1 级时，护理员给予助力于前臂远端辅助肩关节外旋；肌力 2～3 级时，辅助固定患侧上肢，不提供助力 ▷ 肌力 4～5 级 训练方法：老人体位同上。护理员一手握住肘关节内侧，保持稳定，一手握住前臂远端背侧，并在老人外旋时施加阻力	 扫码观看 视频
	2. 髋部肌群肌力训练 （1）增强屈髋肌群肌力 ▷ 肌力 1～3 级 训练方法：老人仰卧位，患侧伸髋，屈膝 90°，护理员一手托住足踝部，一	 扫码观看 视频

续表

护理程序	操作
 扫码观看 视频 扫码观看 视频 实施	手托住膝关节，嘱老人努力做全范围屈髋 　肌力1级时，护理员助力屈曲髋关节；肌力2～3级时，只帮助托起下肢，不予助力 ➤ 肌力4～5级 　训练方法：老人侧卧位，下肢屈髋90°，膝关节自然屈曲，护理员一手托住足跟及踝关节，一手放在大腿远端，向足的方向施加阻力 （2）增强髋外展、内收肌群肌力 ➤ 肌力1～3级 　训练方法：老人仰卧位，下肢伸直，中立位。护理员一手托在腘窝，一手托在脚踝处。嘱老人努力做髋外展 　肌力1级时，护理员助力外展髋关节；肌力2～3级时，只帮助托起下肢，不予助力 ➤ 肌力4～5级 　训练方法：老人仰卧位。护理员一手放在前上棘处固定骨盆，一手放在膝关节外侧并向内侧施加阻力。内收反之 （3）增强髋内旋外旋肌群肌力 ➤ 肌力1～3级 　训练方法：老人仰卧位，患侧屈髋、屈膝90°，髋关节外旋/内旋位。外旋时，护理员一手放在膝关节内侧，一手握住脚踝。内旋时，一手放在膝关节外侧，一手握住脚踝。老人努力内旋或外旋髋关节 　肌力1级时，护理员给予助力帮助内旋或外旋；肌力2～3级时只帮助托起下肢，不予助力 ➤ 肌力4～5级 　训练方法：老人仰卧位，患侧屈髋、屈膝90°，护理员立于患侧，增强髋内旋肌群肌力时，一手握住踝部，一手放在膝关节内侧并向外施加阻力；当增强髋外旋肌群肌力时，一手握住踝部，一手放在膝关节外侧并向内施加阻力
整理	物品整理归位；洗手
记录	老人活动情况、反应

十一、关节活动度评定及训练

关节活动度评定	
护理程序	操作
沟通	与老人及其家属沟通，告知老人关节活动度评定的目的、流程和注意事项，征得老人及其家属同意和配合
准备	环境：环境整洁、光线明亮 用物：床、椅、量角器、记录纸、笔
实施	确认有效医嘱 ↓ 评估并解释 ↓

护理程序	操作
实施	调节室温，老人取舒适卧位 ↓ （一）上肢关节活动度评定 1.肩关节活动范围评定 （1）屈 ①老人根据自身具体情况采取以下体位：仰卧位、侧卧位、坐位、站立位 ②以肩峰为轴心、量角器固定臂平行于腋中线、移动臂平行于肱骨长轴 ③老人做肩关节屈曲动作 ④测量活动范围并记录 评定：正常值范围0°～160° （2）伸 ①老人根据自身具体情况采取以下体位：侧卧位、俯卧位、坐位、站立位 ②以肩峰为轴心、量角器固定臂平行于腋中线、移动臂平行于肱骨长轴 ③老人做肩关节伸展动作 ④测量活动范围并记录 评定：正常值范围0°～60° （3）外展 ①老人根据自身具体情况采取以下体位：仰卧位、侧卧位、坐位、站立位 ②以喙突为轴心、量角器固定臂平行于腋前线、移动臂平行于肱骨长轴 ③老人做肩关节外展动作 ④测量活动范围并记录 评定：正常值范围0°～160° （4）内外旋 ①老人根据自身具体情况采取以下体位：侧卧位、俯卧位、坐位、站立位 ②以鹰嘴为轴心、量角器固定臂平行于竖直线、移动臂平行于尺骨茎突 ③老人做肩关节内旋、外旋动作 ④测量活动范围并记录 评定：正常值范围0°～90° 2.肘关节活动范围评定 屈、伸 ①老人根据自身具体情况采取以下体位：仰卧位、坐位、站立位 ②以肱骨为轴心、量角器固定臂平行于肱骨长轴、移动臂平行于桡骨茎突纵轴 ③老人做肘关节屈、伸动作 ④测量活动范围并记录 评定：正常值范围0°～150° 3.前臂活动范围评定 （1）旋前 ①老人坐位，屈肘90°，手握铅笔竖直 ②以尺骨茎突为轴心、量角器固定臂平行于竖直线、移动臂平行于铅笔长轴 ③老人前臂做旋前动作 ④测量活动范围并记录 评定：正常值范围0°～90° （2）旋后 ①老人坐位，屈肘90°，手握铅笔竖直 ②以尺骨茎突为轴心、量角器固定臂平行于竖直线、移动臂平行于铅笔长轴

护理程序	操作
实施	③ 老人前臂做旋后动作 ④ 测量活动范围并记录 评定：正常值范围 0°～90° 4. 腕关节活动范围评定 （1）屈 ① 老人坐位，肩外展 90°，屈肘 90° ② 以尺骨茎突为轴心、量角器固定臂平行于尺骨长轴、移动臂平行于第五掌骨 ③ 老人腕关节做掌屈动作 ④ 测量活动范围并记录 评定：正常值范围 0°～80° （2）伸 ① 老人坐位，肩外展 90°，屈肘 90° ② 以尺骨茎突为轴心、量角器固定臂平行于尺骨长轴、移动臂平行于第五掌骨 ③ 老人腕关节做背伸动作 ④ 测量活动范围并记录 评定：正常值范围 0°～70° （3）尺偏 ① 老人坐位，肩外展 90°，屈肘 90° ② 以头状骨为轴心、量角器固定臂平行于前臂背侧竖直中线长轴、移动臂平行于第三掌骨 ③ 老人腕关节做尺偏动作 ④ 测量活动范围并记录 评定：正常值范围 0°～30° （4）桡偏 ① 老人坐位，肩外展 90°，屈肘 90° ② 以头状骨为轴心、量角器固定臂平行于前臂背侧竖直中线长轴、移动臂平行于第三掌骨 ③ 老人腕关节做桡偏动作 ④ 测量活动范围并记录 评定：正常值范围 0°～25° （二）下肢关节活动度评定 1. 髋关节活动范围评定 （1）屈曲 ① 老人仰卧位 ② 以大转子为轴心、量角器固定臂平行于腋中线、移动臂平行于股骨长轴 ③ 老人髋关节屈曲 ④ 测量活动范围并记录 评定：正常值范围 0°～125° （2）后伸 ① 老人俯卧位 ② 以大转子为轴心、量角器固定臂平行于腋中线、移动臂平行于股骨长轴 ③ 老人髋关节后伸 ④ 测量活动范围并记录 评定：正常值范围 0°～30°

续表

护理程序	操作
实施	（3）外展 ① 老人仰卧位 ② 以髂前上棘为轴心、量角器固定臂平行于髂前上棘连线、移动臂平行于股骨长轴 ③ 老人髋关节外展 ④ 测量活动范围并记录 评定：正常值范围 0°～45° （4）内收 ① 老人仰卧位 ② 以髂前上棘为轴心、量角器固定臂平行于髂前上棘连线、移动臂平行于股骨长轴 ③ 老人髋关节内收 ④ 测量活动范围并记录 评定：正常值范围 0°～30° （5）内旋 ① 老人坐位 ② 以髌骨中心为轴心、量角器固定臂平行于通过髌骨中心的竖直线、移动臂平行于胫骨长轴 ③ 老人髋关节内旋 ④ 测量活动范围并记录 评定：正常值范围 0°～45° （6）外旋 ① 老人坐位 ② 以髌骨中心为轴心、量角器固定臂平行于通过髌骨中心的竖直线、移动臂平行于胫骨长轴 ③ 老人髋关节外旋 ④ 测量活动范围并记录 评定：正常值范围 0°～45° 2. 膝关节活动范围评定 （1）屈 ① 老人俯卧位 ② 以股骨外髁为轴心、量角器固定臂平行于股骨长轴、移动臂平行于胫骨 ③ 老人膝关节屈曲 ④ 测量活动范围并记录 评定：正常值范围 0°～135° （2）伸 ① 老人仰卧位 ② 以股骨外髁为轴心、量角器固定臂平行于股骨长轴、移动臂平行于胫骨 ③ 老人膝关节屈曲 ④ 测量活动范围并记录 评定：正常值范围 0° 3. 踝关节活动范围评定 （1）背伸 ① 老人坐位屈膝 90° ② 以外踝为轴心、量角器固定臂平行于胫骨、移动臂平行于第五掌骨 ③ 老人踝关节背伸

续表

护理程序	操作
实施	④ 测量活动范围并记录 评定：正常值范围 0°～20° （2）跖屈 ① 老人坐位屈膝 90° ② 以外踝为轴心、量角器固定臂平行于胫骨、移动臂平行于第五掌骨 ③ 老人踝关节跖屈 ④ 测量活动范围并记录 评定：正常值范围 0°～45° （3）内翻 ① 老人坐位屈膝 90° ② 以踝后中点为轴心、量角器固定臂平行于小腿后方纵轴、移动臂平行于足底纵轴 ③ 老人踝关节内翻 ④ 测量活动范围并记录 评定：正常值范围 0°～35° （4）外翻 ① 老人坐位屈膝 90° ② 以踝后中点为轴心、量角器固定臂平行于小腿后方纵轴、移动臂平行于足底纵轴 ③ 老人踝关节外翻 ④ 测量活动范围并记录 评定：正常值范围 0°～15°
整理	物品整理归位；洗手
记录	老人关节活动情况及老人反应

关节活动度训练—主动运动	
护理程序	操作
沟通	与老人及其家属沟通，告知老人关节活动度训练的目的、流程和注意事项，征得老人及其家属同意和配合
准备	环境：环境整洁、光线明亮 用物：床、椅、量角器、记录纸、笔
实施	确认有效医嘱 ↓ 评估并解释 ↓ 调节室温，老人取舒适卧位 ↓ 按病情确定运动顺序 ↓ 选择单关节或多关节、单方向或多方向的运动端，托住肢体远端 ↓

护理程序	操作
实施	无痛范围内进行操作使活动范围逐渐增加 ↓ 关节的各方向依次进行运动 ↓ 每一动作重复 10～30 次，2～3 次 / 天 ↓ 评估生命体征、老人反应
整理	物品整理归位；洗手
记录	老人关节活动训练情况及反应

关节活动度训练—主动助力运动	
护理程序	操作
沟通	与老人及其家属沟通，告知老人关节活动度训练的目的、流程和注意事项，征得老人及其家属同意和配合
准备	环境：环境整洁、光线明亮 用物：床、椅、量角器、记录纸、笔
实施	确认有效医嘱、核对老人信息 ↓ 评估并解释 ↓ 调节室温，老人取舒适卧位 ↓ 按病情确定运动顺序 ↓ 应用徒手或棍棒绳索等助力 ↓ 按关节的各方向依次进行运动 ↓ 单关节、单方向逐渐过渡到多关节、多方向 ↓ 每一动作重复 10～30 次，2～3 次 / 天 ↓ 评估生命体征、老人反应
整理	物品整理归位；洗手
记录	老人关节活动训练情况及反应

关节活动度训练—被动运动	
护理程序	操作
沟通	与老人及其家属沟通，告知老人关节活动度训练的目的、流程和注意事项，征得老人及其家属同意和配合

续表

护理程序	操作
准备	环境：环境整洁、光线明亮 用物：床、椅、量角器、记录纸、笔
实施	确认有效医嘱、核对老人信息 ↓ 评估并解释 ↓ 调节室温，老人取舒适卧位 ↓ 按病情确定运动顺序 ↓ 固定老人运动关节的肢体近端，托住肢体远端 ↓ 无痛范围内进行操作，使活动范围逐渐增加 ↓ 单关节、单方向逐渐过渡到多关节、多方向 ↓ 每一动作重复10～30次，2～3次/天 ↓ 评估生命体征、老人反应
整理	物品整理归位；洗手
记录	老人关节活动训练情况及反应

以"肩、手、髋"关节活动度训练为例进行讲解。

肩、手、髋关节活动度训练

护理程序	操作
沟通	与老人及其家属沟通，告知老人关节活动度训练的目的、流程和注意事项，征得老人及其家属同意和配合
准备	环境：环境整洁、光线明亮 用物：床、椅、量角器、记录纸、笔
实施	确认有效医嘱、核对老人信息 ↓ 评估并解释 ↓ 调节室温，老人取舒适体位 ↓ 1.肩 （1）肩关节前屈、伸展 ①老人取仰卧位 ②护理员立于患侧，一手握住患侧腕关节处，另一手握住肘关节稍上方 ③慢慢把老人上肢沿矢状面向上高举过头

扫码观看
视频

144

续表

护理程序	操作
实施	④ 伸展反之 （2）肩关节外展、内收 ① 老人取仰卧位 ② 护理员立于患侧，一手握住患侧腕关节处，另一手握住肘关节稍上方 ③ 慢慢把患侧上肢沿冠状面外展 ④ 当老人上肢被移动到外展90°时，要注意将上肢外旋后再继续移动直至接近老人同侧耳部 ⑤ 内收反之 （3）肩关节内、外旋 ① 老人取仰卧位，患侧肩关节外展90°，肘关节屈曲 ② 护理员立于患侧，一手固定肘关节，另一手握住腕关节 ③ 以肘关节为轴，将患侧前臂沿肱骨干轴线向头外旋、向足方向内旋运动，使肩关节被动外旋或内旋 2. 手 （1）掌指关节的活动 ① 老人取舒适体位 ② 护理员一手握住患侧掌部，另一手活动老人患侧手指，分别做掌指关节的屈曲、伸展、外展、内收动作 （2）指骨间关节的活动 ① 老人取舒适体位 ② 护理员一手握住患侧掌部，另一手活动老人患侧手指，分别做近侧和远侧指骨间关节的屈曲、伸展动作 3. 髋 （1）髋关节屈曲、伸展 ① 老人取仰卧位，护理员立于患侧 ② 护理员一手托住老人患侧小腿近膝关节处，另一手用手心托住患侧足跟处 ③ 双手将患侧大腿沿矢状面向上弯曲，使大腿前部尽量接近老人腹部 ④ 伸展反之 （2）髋关节内收、外展 ① 老人仰卧位 ② 护理员一手托膝关节后方，前臂支撑大腿远端，另一手握足跟 ③ 在髋关节轻度屈曲的状态下，完成髋关节的外展，然后返回原来位置，完成内收动作 （3）髋关节内旋、外旋 ① 老人取仰卧位，髋关节呈屈曲位 ② 护理员一手扶持老人小腿近端，另一手固定足跟 ③ 以髋关节为轴，向内、外侧摆动小腿，完成髋关节的外旋、内旋
整理	物品整理归位；洗手
记录	老人活动情况、反应

扫码观看
视频

扫码观看
视频

十二、吞咽功能评定及功能训练

吞咽功能评定	
护理程序	操作
沟通	与老人及其家属沟通，告知吞咽功能评定的目的、流程和注意事项，征得老人及其家属同意和配合
准备	环境：环境整洁、光线明亮 用物：床、椅、水、水杯、小勺、记录纸、笔
实施	确认有效医嘱、核对老人信息 ↓ 评估并解释 ↓ 调节室温 1. 第一种方法：反复吞咽唾液试验 ① 老人取坐位，卧床老人取放松体位 ② 护理员将示指横置于老人甲状软骨与舌骨间 ③ 老人做吞咽动作（如老人因口干难以吞咽时，可在其舌面上注入约 1mL 水，再行吞咽） ④ 确认喉头随吞咽动作上举、越过示指后复位，即判定完成一次吞咽反射 ⑤ 老人尽力反复吞咽 ⑥ 记录完成吞咽次数 评定标准： 计算 30s 内完成的次数。健康成人至少能完成 5～8 次。如果少于 3 次 /30s，那就提示需要进一步检查 对于有吞咽困难的老人，即使第 1 次吞咽动作能够顺利完成，但接下来的吞咽动作会变得困难，或者舌骨、喉头尚未充分向前上方移动就已下降 对于高龄老人（年龄＞80 岁）在 30s 内能完成 3 次吞咽即可 2. 第二种方法：洼田饮水试验 ① 老人取舒适体位 ② 按习惯喝下 30mL 温水 ③ 观察饮水经过并记录时间 评定标准： 1 级：可一口喝完，无噎呛，5s 内喝完为正常，超过 5s 为可疑吞咽障碍 2 级：分两次以上喝完，无噎呛，可疑吞咽障碍 3 级：一次喝完，但有噎呛，确定有吞咽障碍 4 级：分两次以上喝完，且有呛咳，确定有吞咽障碍 5 级：常常呛出，难以全部喝完，确定有吞咽障碍 ↓ 大于等于 3 级，禁止经口进食，可考虑留置胃管或肠管 ↓ 评估生命体征、老人反应
整理	物品整理归位；洗手
记录	老人活动情况、反应

吞咽功能训练	
护理程序	**操作**
沟通	与老人及其家属沟通，告知吞咽功能训练的目的、流程和注意事项，征得老人及其家属同意和配合
准备	环境：环境整洁、光线明亮 用物：床、椅、水、水杯、小勺、记录纸、笔
实施	确认有效医嘱、核对老人信息 ↓ 评估并解释 ↓ 调节室温，老人感觉舒适 ↓ 1. 第一种训练方法：颈部放松与口周肌群训练 （1）颈部放松训练：点头、仰头、左右偏头、左右转头、耸肩动作。动作须缓慢 （2）口唇闭锁训练 ① 老人训练抿嘴动作，对无法主动完成动作的老人，可予以辅助 ② 鼓腮练习，并在鼓腮的同时使用适当阻力挤压两腮 ③ 下颌运动训练：练习张口动作，然后松弛，下颌向两侧运动练习；对张口困难老人，可对痉挛肌肉进行冰棍刺激或轻柔按摩，也可在局部进行温热理疗，使咬肌放松，软组织伸展性得到改善 ④ 舌体运动训练：包括舌的前后伸缩训练、舌尖舔吮口唇周围和齿颊间隙的训练和舌根抬高抵抗压舌板训练 2. 第二种训练方法：咳嗽训练 腹部推挤辅助法：老人平卧，护理员手掌交叠，掌根置于剑突下方位置，但又不能挤压到下位肋骨和剑突。老人先深吸气或吞气，然后在指令下咳嗽，咳嗽同时护理员向前上方推挤 3. 第三种训练方法：门德尔松手法 （1）喉部可以上抬的老人 ① 吞咽时让老人以舌尖顶住硬腭、屏住呼吸，以此位保持 2～3s ② 同时让老人示指置于甲状软骨上方，中指置于环状软骨上，感受喉部上抬 （2）喉部上抬无力的老人 ① 治疗者按摩其颈部，上推其喉部促进吞咽 ② 只要开始抬高，治疗者置于环状软骨下方的手指推住喉部并固定 ③ 让老人感觉喉部上抬，逐渐成为可能，再让其有意识地保持上抬位置 4. 第四种训练方法：吞咽反射促通技术 ① 棉签湿润后冰冻制成冰棍 ② 刺激软腭、腭弓、舌根及咽后壁，然后嘱老人做吞咽动作 ③ 在做吞咽动作的同时刺激双颊部以及甲状软骨与下颌之间的皮肤，促进吞咽动作的产生 ④ 进食前训练，每日 3 次，每次 10min 5. 第五种训练方法：进食训练 ① 空吞咽：吞咽一口食物后，反复做几次空吞咽，使口内滞留食物全部下，然后再进食下一口

扫码观看视频

扫码观看视频

扫码观看视频

扫码观看视频

扫码观看视频

续表

护理程序	操作
实施	② 交替吞咽：让老人交替吞咽固体食物和流食，或每次吞咽后饮少许水1～2mL ③ 点头样吞咽：颈部后仰使会厌谷变窄挤出滞留食物，随后低头并做吞咽动作，反复数次 ④ 转头吞咽：单侧梨状隐窝内残留食物时，头部向受损侧转动并做点头样吞咽动作；两侧梨状隐窝内残留食物时，反复左右转动头部进行侧方吞咽 ⑤ 倾斜吞咽：向健侧倾斜头部并吞咽的动作，有利于食团随重力进入口腔和咽部的健侧，适用于单侧舌部和咽部功能障碍 ⑥ 屈颈缩下颌吞咽：让老人做屈颈同时头部后缩的动作，增加咽部期向下推挤食物的力量，有利于吞咽反射迟缓的老人产生充分的吞咽
整理	物品整理归位；洗手
记录	老人活动情况、反应

十三、平衡功能评定及训练

扫码观看
视频

平衡功能评定	
护理程序	操作
沟通	与老人及其家属沟通，告知老人平衡功能评定的目的、流程和注意事项，征得老人及其家属同意和配合
准备	环境：环境整洁、光线明亮 用物：床、椅、记录纸、笔
实施	确认有效医嘱、核对老人信息 ↓ 评估并解释 ↓ 调节室温，老人舒适 ↓ 从坐位站起 4分：不用手扶并能独立站起保持稳定 3分：用手扶能独立站起 2分：几次尝试后用手扶能站起 1分：需要他人少量帮助才能站起保持稳定 0分：需要他人中等或大量帮助才能站起保持稳定 ↓ 无支持站立 4分：能安全站立2min 3分：在检视下能够站立2min 2分：在无支持条件下能够站立30s 1分：需要若干次尝试才能够站立30s

护理程序	操作
实施	0分：无帮助时不能站立30s ↓ 无支持坐位（无靠背，但双脚着地） 4分：能安全端坐2min 3分：在检视下能够保持坐位2min 2分：在无支持条件下能够坐30s 1分：能够坐10s 0分：不能坐10s ↓ 从站立位坐下 4分：最小量用手帮助安全坐下 3分：借助双手能控制身体的下降 2分：用小腿的后部顶住椅子来控制身体下降 1分：独立地坐，但不能控制身体下降 0分：需要他人帮助才能坐下 ↓ 转移 4分：稍用手扶就能够安全地转移 3分：绝对需要手扶才能安全转移 2分：需要口头提示或检视才能够转移 1分：需要一个人的帮助 0分：为了安全，需要两个人的帮助或检视 ↓ 无支持闭目站立 4分：能安全站立10s 3分：检视下能够安全站立10s 2分：能站立3s 1分：闭目不能达3s，但站立稳定 0分：为了不摔倒需要两个人的帮助 ↓ 双脚并拢无支持站立 4分：能独立地将双脚并拢并安全站立1min 3分：能独立地将双脚并拢并在检视下安全站立1min 2分：能独立地将双脚并拢，但不能保持30s 1分：需要别人帮助将双脚并拢，但能够双脚并拢站15s 0分：需要别人帮助才能将双脚并拢，双脚并拢站立不能保持15s ↓ 站立位时上肢向前伸展并向前移动 4分：能够向前伸出＞25cm 3分：能够前伸出＞12cm 2分：能够前伸出＞5cm 1分：能够前伸出，但需要检视 0分：前伸出时失去平衡前移动或需要外部支持 ↓ 站立位从地面拾起物品 4分：能够轻易地安全将物品捡起

护理程序	操作
实施	3分：能够将物品捡起，但需要检视 2分：伸手向下达2~5cm且独立保持平衡，但不能将物品捡起 1分：试着伸手向下捡东西并需要检视，但不能完成 0分：完全不能做 ↓ 站立转身向后看 4分：从左右侧向后看，体重转移良好 3分：仅从一侧向后看，另一侧体重转移较差 2分：仅能转向侧面，但身体平衡可以维持 1分：转身时需要检视 0分：转身时需要帮助 ↓ 转身360° 4分：在≤4s的时间内安全转身360° 3分：在≤4s的时间内仅能从一个方向安全转身360° 2分：能够安全地转身360°，但动作缓慢 1分：需要密切检视或口头提示 0分：需要帮助以防止摔倒或完全不能做 ↓ 无支持站立时将一只脚放在台阶或凳子上 4分：能够安全且独立站立，在20s内完成8次 3分：能够独立站立，完成8次时间＞20s 2分：无须辅助具，在检视下能够完成4次 1分：需要少量帮助能够完成＞2次 0分：需要帮助以防止摔倒或完全不能做 ↓ 评估生命体征、关注老人反应
整理	物品整理归位；洗手
记录	老人活动情况、反应

平衡功能训练	
护理程序	操作
沟通	与老人及其家属沟通，告知老人平衡功能训练的目的、流程和注意事项，征得老人及其家属同意和配合
准备	环境：环境整洁、光线明亮 用物：床、椅、记录纸、笔
实施	确认有效医嘱、核对老人信息 ↓ 评估并解释 ↓ 调节室温，老人舒适 ↓

护理程序	操作
实施	1. 第一种训练方法：坐位平衡训练 （1）静态平衡训练：老人取坐位，目视前方，护理员于老人的后方，首先助老人保持静态平衡，逐渐减少辅助力量，待老人能够独立保持静态平衡 30min 后，再进行动态平衡训练 （2）自动态平衡训练：老人取坐位。可指示老人向左右或前后等各个方向倾斜，躯干向左右侧屈或旋转，或双上肢从前方或侧方抬起至水平位，或抬起举至头顶，并保持长坐位平衡 （3）他动态平衡训练：患者取端坐位。患者坐于治疗床上，护理员向各个方向推动患者，推动的力度逐渐加大，患者能够恢复平衡和维持坐位，然后患者可坐于治疗板上及训练球上，护理员向各个方向推动患者。这样提供的是一个活动的或活动而软的支撑面，更难保持平衡，从而增加训练的难度 2. 第二种训练方法：站立平衡 （1）静态平衡训练：老人取站立位，目视前方，护理员于老人的后方，首先帮助老人保持静态平衡，逐渐减少辅助力量，待老人能够独立保持静态平衡 30min 后，再进行动态平衡训练 （2）自动态平衡训练：老人面对镜子站立，护理员站于老人旁边 ① 向各个方向活动：站立时足保持不动，身体交替向侧方、前方或后方倾斜并保持平衡；身体交替向左右转动并保持平衡 ② 太极拳云手式训练：可以采用太极拳的云手式进行平衡训练。云手式是身体重心一个连续的前后左右的转移过程，同时伴随上肢的运动，因而是一个训练平衡的实用方法 （3）他动态平衡训练：老人站在平地上，保持独立站立位，或在硬而大的支撑面上训练：双足分开较大的距离，有较大的支撑面，利于保持平衡。护理员站于老人旁边，向不同方向推动老人，观察老人恢复平衡状态的能力，根据老人具体反应可以逐渐增加推动的力度和幅度，增加训练的难度 ↓ 评估生命体征、关注老人反应随时调整训练难度
整理	物品整理归位；洗手
记录	老人活动情况、反应

十四、日常生活活动能力评定及训练

日常生活活动能力评定	
护理程序	操作
沟通	与老人及其家属沟通，告知日常生活活动能力评定的目的、流程和注意事项，征得老人及其家属同意和配合
准备	环境：环境整洁、光线明亮 用物：床、床旁桌椅、卫生间、餐食、餐具、衣裤、轮椅、楼梯、洗漱设备、洗漱用品等

扫码观看视频

扫码观看视频

扫码观看视频

续表

护理程序	操作
实施	确认有效医嘱、核对老人信息 ↓ 评估并解释 ↓ 调节室温，老人取舒适卧位 ↓ 大小便控制能力 10分：完全独立完成 8分：需要少量帮助即可完成 5分：需要中等帮助才能完成 2分：需要大量帮助才能完成 0分：完全依赖他人完成 ↓ 进食能力 10分：完全独立完成 8分：需要少量帮助即可完成 5分：需要中等帮助才能完成 2分：需要大量帮助才能完成 0分：完全依赖他人完成 ↓ 穿脱衣能力 10分：完全独立完成 8分：需要少量帮助即可完成 5分：需要中等帮助才能完成 2分：需要大量帮助才能完成 0分：完全依赖他人完成 ↓ 如厕能力 10分：完全独立完成 8分：需要少量帮助即可完成 5分：需要中等帮助才能完成 2分：需要大量帮助才能完成 0分：完全依赖他人完成 ↓ 个人卫生修饰能力（梳头、洗脸、剃须） 10分：完全独立完成 8分：需要少量帮助即可完成 5分：需要中等帮助才能完成 2分：需要大量帮助才能完成 0分：完全依赖他人完成 ↓ 自己洗澡能力 10分：完全独立完成 8分：需要少量帮助即可完成 5分：需要中等帮助才能完成 2分：需要大量帮助才能完成

护理程序	操作
实施	0 分：完全依赖他人完成 ↓ 转移能力（床上到座椅/轮椅） 10 分：完全独立完成 8 分：需要少量帮助即可完成 5 分：需要中等帮助才能完成 2 分：需要大量帮助才能完成 0 分：完全依赖他人完成 ↓ 行走能力 10 分：完全独立完成 8 分：需要少量帮助即可完成 5 分：需要中等帮助才能完成 2 分：需要大量帮助才能完成 0 分：完全依赖他人完成 ↓ 上下楼梯能力 10 分：完全独立完成 8 分：需要少量帮助即可完成 5 分：需要中等帮助才能完成 2 分：需要大量帮助才能完成 0 分：完全依赖他人完成 ↓ 日常生活活动能力评定结果：0～20 分为极严重能力缺陷，20～45 分为严重能力缺陷，45～75 分为中度能力缺陷，75～90 分为轻度能力缺陷，100 分为自理
整理	物品整理归位；洗手
记录	老人各方面生活活动的情况及反应

日常生活活动能力训练	
护理程序	操作
沟通	与老人及其家属沟通，告知日常生活活动能力训练的目的、流程和注意事项，征得老人及其家属同意和配合
准备	环境：环境整洁、光线明亮 用物：床、椅、量角器、记录纸、笔
实施	确认有效医嘱、核对老人信息 ↓ 评估并解释 ↓ 调节室温，根据训练内容，老人取合适体位 ↓

扫码观看
视频

扫码观看
视频

护理程序	操作
实施	1. 恢复步行能力的训练 （1）平衡杠内训练 ➤ 静态训练 ① 训练改变手的位置，前后变化、左右手交替，两手离开平衡杠 ② 向前、后、左、右迈步，转身 ③ 站立位，上肢用力支撑体重 ④ 身体向前、后和侧方转移 ➤ 动态训练 ① 健手向前扶杠 ② 迈患腿 ③ 健腿跟上 ④ 反复进行 （2）协助下进行步行训练 ① 护理员站在老人的患侧一边，保护好老人 ② 老人先向前迈出健腿 ③ 再移动患腿 ④ 反复进行 （3）持手杖步行训练 ① 扶稳手杖 ② 迈出患侧下肢 ③ 调整好身体重心，保持稳定 ④ 再迈出健侧下肢 ⑤ 反复进行 2. 床上运动能力的训练（以右侧偏瘫为例） （1）良肢位的摆放 ➤ 仰卧位 ① 头：头稍偏向患侧，头部下垫一与拳同高的枕头 ② 肩：患侧肩胛下放一薄枕，双肩同高。肩关节外展、外旋位 ③ 上肢：患侧上肢全放于枕头上，伸肘、伸腕、伸指，上肢与躯干呈45° ④ 髋：在患侧臀部、大腿下面放置一个枕头，使骨盆向前，以防止患腿外展、外旋 ⑤ 下肢：患侧膝关节下放毛巾卷防止膝过伸，踝置于正中位防足下垂 ⑥ 健侧放于安全舒适体位即可 ➤ 患侧卧位 ① 头：枕与肩同高，头稍前屈 ② 肩胛：患侧肩胛置于前伸位 ③ 肩：患侧肩前伸、前屈约90° ④ 肘：患侧肘伸直 ⑤ 背：背部应放一合适枕头，健侧稍后倾 ⑥ 手：患侧手掌面朝上，拇指分开，手腕不可屈曲，在前臂及以下部位垫一合适枕头 ⑦ 腿：两腿之间放一抱枕，尽量使腿与髋同高，健腿置于患腿前面，自然屈髋屈膝，切勿压迫患侧腿 ➤ 健侧卧位 ① 头：枕与肩同高，头稍前屈

续表

护理程序	操作	
实施	② 肩胛：患侧肩胛置于前伸位 ③ 上肢：患侧上肢全置于枕头上，肩前屈（约90°），肘伸直、腕中立、手指伸直位，掌面朝床，避免手腕悬空 ④ 髋：将患侧全下肢置于枕头上，使髋前屈（约90°）、稍内旋 ⑤ 膝：患侧膝微曲，防止下肢伸肌模式 ⑥ 踝：患侧踝稍背屈，防止足下垂（足底勿悬空） （2）桥式运动 ① 双桥练习：老人仰卧，屈髋膝，小腿与水平面成90°，抬起臀部，然后降低 ② 单桥练习：完成双桥练习后，将健腿悬空伸直或置于患肢股骨远端，支撑患侧下肢抬高 （3）床上翻身（偏瘫老人自己主动进行翻身运动） ① 向患侧翻身：老人仰卧位，双手叉握，健侧上肢带动患侧上肢向上伸展，健侧下肢屈曲，双上肢先摆向健侧，再摆向患侧，可重复摆动，当摆向患侧时，顺势将身体翻向患侧 ② 向健侧翻身：老人仰卧位，用健侧腿插入患侧腿下方，双手叉握，向上伸展上肢，左右摆动幅度稍大，当摆至健侧时，顺势将身体翻向健侧同时以健侧腿带动患侧腿，翻向健侧 3.床椅转移训练 ① 老人坐在轮椅中，臀部向前移动，直到双足能平放在地面上 ② 护理员面向老人 ③ 护理员用自己的双脚和双膝抵住老人的患侧下肢 ④ 双手抱住老人的臀部 ⑤ 老人躯干向前倾，将下颏抵在护理员的一侧肩部 ⑥ 老人健侧手臂抱住护理员的颈部 ⑦ 护理员用力、慢慢将老人向上抬起，并向后倾斜身体以对抗老人的体重 ⑧ 将老人拉起呈站立位后，稍作停留，观察老人状态、反应 ⑨ 确定老人无头晕等不适，再向床边转动 ⑩ 护理员左手仍扶住老人臀部，右手向上移动至其肩胛骨部位以稳定躯干，同时控制住老人的膝关节，屈曲其髋关节，将其臀部轻轻放到床上 ↓ 训练过程评估生命体征、老人反应，根据老人具体情况及时调整训练方式和强度	扫码观看视频 扫码观看视频 扫码观看视频
整理	物品整理归位；洗手	
记录	老人训练活动情况、训练后的反应	

十五、失智症老人照护方案制定及实施（蒙台梭利照护）

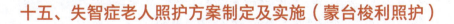

失智症老人照护 （引入蒙台梭利老年照护方法）	
护理程序	操作
评估	环境整洁优雅、配置黄色醒目标志、引导牌、姓名牌等 通过与老人或其家属、护理员等谈话、查阅老人信息表、运用评估量表等形式，了解和收集老人身体状态、认知状态、生活能力、教育水平、兴趣爱好、特长等

续表

护理程序	操作
判断	老人有记忆力受损、认知功能减退等表现，需要为老人提供个性化的失智照护
计划	采用蒙台梭利老年照护法为老人开展个性化的照护服务
实施	护理员服装整洁，洗净双手，佩戴醒目姓名牌 ↓ 向老人自我介绍，沟通并解释操作目的：锻炼尚存功能；丰富生活，提高自我价值感、意义感 ↓ 评估：病痛、现存功能、协助需求、视力、认知水平、兴趣爱好、教育水平、异常行为等 ↓ 分析老人需求：结合老人功能水平、认知水平、兴趣爱好和特长，判断老人最大的需求，如肢体功能锻炼、丰富日常生活、改善情绪状态、提升自我价值等需求 ↓ 制定个性化照护方案：与医护人员、家属、老人协同制定符合老人需求的照护方案，如分类活动、匹配活动、唱歌跳舞、图书整理、园艺整理、保洁活动、衣柜整理收纳、读书看报、心理疗愈师、针织、餐具摆放、蔬菜清洗等 ↓ 实际操作： 用物：准备符合老人兴趣爱好或特长的用物，制作黄色醒目姓名牌、标识、流程图、日程表等 照护员自我准备：丰富多元的文化内涵、充分掌握老人特点、耐心细致面对老人 1.有准备的环境 指能为老人提供可自由独立活动、自然表现的空间，空间中放置一些有引导作用的标识或指示牌，提供实用、美观、有吸引力的材料或工具，能够让老人有秩序、有规律地进行一些有意义的活动、完成一些合适的工作任务等 活动材料可选取老人生活中熟悉的日常用品，如桌子、杯子、牙刷、衣服、食物等，或感兴趣的物品，如地图、盆栽、书本、毛线、象棋、麻将等，每样材料可以根据老人情况附详细的操作说明或步骤，使老人易于掌握，从而顺利完成活动或任务 2.有意义的活动 指所进行的活动能给老人带来积极意义，这种积极意义可以是多方面的，如对生理、心理和社会功能各方面有促进、维持、锻炼作用的活动；或者能够满足老人个性化需求的活动均可 设计活动的时候，可以考虑具有以下特点的活动：定向性（当个体进入一个新环境时，会自觉寻找来自环境的线索，并寻找自己感兴趣或熟悉的事物）、秩序（如物品摆放的规律、操作事物的顺序等）、探索、沟通、活动、操纵、工作（使一个人忙碌起来的事情）、重复（事物具有可重复性） 3.有任务的工作角色 指的是日常生活中从事的活动和任务，在此活动或任务中，所担任的角色，这种工作角色可以让老人获得价值感，感觉到生命是有意义的、自己是被需要的，能够为机构或他人做出贡献。在完成任务的过程，可以根据任务的难易程度制作任务分解图或解说材料，便于老人顺利地完成任务 ↓ 实操过程随时关注老人的反应，不催促、不干预老人 ↓ 照护结束，通过与老人、家属或医护人员交流，了解照护效果，根据实际情况，

护理程序	操作
实施	指导下一次照护服务的调整：横向调整（丰富种类）或纵向调整（加大难度） ↓ 将照护服务与日常生活习惯融合在一起，逐渐形成有意义、有规律的生活常规
评价	老人有价值感、愉悦感等 环境整洁、明亮、标识醒目

【注意事项】

（1）开展照护服务之前必须充分评估老人以了解老人的特点。

（2）环境、活动和角色的设计需充分考虑老人的需求，符合老人的特点。

（3）使用的标识需要醒目、大字、清晰、背景干净；一类活动用物放置于一个容器；活动场所宽敞明亮。

（4）照护服务过程有耐心，不催促，不做纠正，老人自主完成是第一要义。

十六、摔伤后的初步处理

【知识链接】

（一）概述

老年人神经系统、关节韧带退变，平衡协调能力差，对意外情况反应慢，关节稳定性也差，容易发生跌倒摔伤。老年群体具有发生跌倒后外伤的高风险性，照护人员必须掌握外伤的初步判断和紧急处理，为老年人后续的急救治疗赢得时间，打好基础。原卫生部编写的《老年人跌倒干预技术指南》提出了老年人跌倒后不同摔伤情况下的主要急救处理措施。

老年人摔伤情况	老年人摔伤主要急救处理方法
老年人意识不清或颅脑损伤	立即拨打急救电话
扭伤及肌肉拉伤	受伤处抬高制动，可以冷敷减轻疼痛
外伤出血	立即止血、包扎
疑似骨折	不要随便搬动，以免加重病情；有相关专业知识时根据情况简单处理
呕吐	应将其头部偏向一侧，并清理口、鼻腔呕吐物，保证呼吸通畅
抽搐	应移至平整软地面或身体下垫软物，防止碰、擦伤，必要时牙间垫较硬物，防止舌咬伤，不要硬掰抽搐肢体，防止肌肉、骨骼损伤
呼吸、心跳停止	立即进行胸外心脏按压、口对口人工呼吸等急救措施
如需搬动	应保证平稳，尽量平卧

（二）急性软组织损伤

由于扭伤、挫伤、跌扑伤或撞击伤等原因，导致人体运动系统皮肤以下骨骼之外的肌肉、韧带、筋膜、肌腱、滑膜、脂肪、关节囊等组织以及周围神经、血管的不同情况的损伤，称为急性软组织损伤。

（三）冷敷法

冷敷法是冷疗法的一种，用冰袋或湿毛巾敷在皮肤表面，以使局部毛细血管收缩，有消炎、止血、止痛、降低体温的作用，外伤急救时多用于扭伤、挫伤早期的急性软组织挫伤引起的疼痛、水肿。

冷敷的方法有两种。一种是用冰袋冷敷。在冰袋里装入半袋或三分之一袋碎冰或冷水，把袋内的空气排出，用夹子把袋口夹紧，放在所需冷敷的部位。没有冰袋时，用塑料袋也可。随着科技的发展，冰袋依材料种类的不同逐渐多元化，除传统冰袋外，也出现了一次性捏碎即用冰袋。另一种冷敷法是把毛巾或敷布在冷水或冰水内浸湿，拧干敷在患处，最好两块布交替使用，敷后用毛巾擦干。

摔伤后初步处理（局部冷敷）	
护理程序	操作
评估	环境安全 老人的年龄、意识状态、摔伤经过、受伤情况以及是否有冷疗禁忌证
判断	老人受伤局部疼痛、肿胀，局部无组织破损、慢性炎症、感觉障碍及血液循环不良等情况，需要尽快为老人初步处理受伤部位
计划	为老人受伤局部进行冷敷，达到止痛和消肿目的
实施	1. 用物准备 一次性医用冰袋、冷敷标签、一次性垫巾、毛巾、记录单、记录笔；检查医用冰袋在有效期内，包装完好无损 2. 操作 ①护理员服装整洁，洗净双手 ②沟通并解释操作目的，安慰老人 ③报告：立即报告医务人员或家属，或拨打急救电话 ④携用物至老年人房间，将老年人移至床上或座椅上，取舒适体位，受伤局部制动抬高，稍高于心脏位置 ⑤在冷敷部位下面垫一次性垫巾 ⑥找到冰袋里面的液体包，用力捏破内袋，3s 内即可制冷，并上下抖动使内容物充分混合，冰袋会在 2min 内使温度降至 0～5℃ ⑦将降温后的冰袋用毛巾包好冷敷患处 ⑧在冷敷标签上注明老年人姓名、冷敷部位和时间，班班交接 ⑨冷敷过程随时巡视老年人情况，了解老年人患处皮肤反应，并观察老年人有无其他不适 ⑩20min 后取下冰袋和毛巾，撤去垫巾 ⑪整理用物：协助老人取舒适卧位，整理床单位
评价	老人无不适，患处疼痛、肿胀感减轻 环境整洁、安静，适合休息

【注意事项】

（1）扭摔伤早期 48 小时内冷敷，禁热敷或按摩，否则会加重局部损伤、疼痛和肿胀。

（2）用冷过程经常观察、询问老人情况，若有用冷局部皮肤苍白、青紫、颤抖、疼痛或麻木等情况应立即停止使用。

（3）冷敷标签贴在毛巾醒目处：一般冷敷时间为 20min，最长不超过 30min；需长时间冷敷的老人，间隔一小时再重复使用，避免造成冻伤，以防发生继发效应。

（4）使用冰袋前应检查有无破损，以防冰袋泄漏，损伤皮肤；如有破损渗漏，立即停止使用，如内容物沾到皮肤、衣物等处，应及时用温水洗净，万一溅入眼睛，应立即用清水冲洗。

（5）应密切观察老人病情及体温变化，当体温降至 39℃以下，应取下冰袋，降温后体温不宜低于 36℃，如有异常及时报告。

十七、外伤初步止血

【知识链接】

（一）出血概述

出血是指血液从伤口流至组织间隙、体腔内或体外的现象。根据出血血管的种类，可将外伤出血分为毛细血管出血、静脉出血、动脉出血。血管种类不同，其严重程度不同。

1. 不同种类血管出血情况

出血血管种类	血液颜色	血流速度	危险性	常见损伤原因
毛细血管出血	鲜红色	缓慢渗出	小	皮肤擦伤
静脉出血	暗红色	缓慢流出	较大	较浅的刀割伤或刺伤
动脉出血	鲜红色	喷射状出血	大	较深的刀割伤或刺伤

2. 外伤出血的观察要点

观察老年人的面色、神志。

观察受伤出血部位有无肿胀、外形改变，能否活动等。

观察导致老年人受伤现场的危险因素，若老年人能移动，帮助老年人尽快离开现场。

（二）外伤出血后的紧急处理

1. 止血

（1）直接压迫止血：适用于各种血管出血的初步止血，是一种简单有效的临时性止血方法。

操作方法：用无菌纱布或清洁手帕、毛巾、棉质衣物等直接置于出血处，按压止血。

（2）加压包扎止血：适用于小动脉、静脉及毛细血管出血，是急救中最常用的止血方法之一。关节脱位及伤口有碎骨存在时不用此法。

操作方法：用无菌纱布或清洁手帕、毛巾、棉质衣物等敷于伤口上，然后用绷带或三角巾缠绕数圈加压包扎，加压的强度以达到止血又不影响血液循环为宜。

2. 包扎方法

伤口包扎的目的是保护伤口免受再污染、压迫止血、固定敷料、固定夹板及减轻疼痛。最常用的材料是绷带、三角巾等。紧急情况下可用清洁的毛巾、衣服、被单等代替。常用卷轴绷带包扎方法如下。

（1）环形包扎法：是最常用、最基本的绷带包扎方法，适用于绷带开始与结束时固定带端；包扎颈、腕、胸、腹等粗细相等部位的小伤口。

操作方法：①将绷带做环形的重叠缠绕（不少于2周）。②下一周将上一周绷带完全遮盖。③将绷带末端毛边反折，再用胶布或安全别针固定；或将带尾中间剪开分成两头，避开伤区打结固定；以下所有包扎均可采用这两种方式固定。

（2）蛇形包扎法（斜绷法）：适用于从一处迅速延伸到另一处作简单固定，可用于敷料或夹板的固定。

操作方法：①将绷带环形缠绕两圈；②以绷带宽度为间隔，斜行上绕互不遮盖；③将绷带再次环形缠绕两圈；④固定方法同环行包扎法。

（3）螺旋形包扎法：用于包扎直径基本相同的部位，如上臂、手指、躯干、大腿等。

操作方法：①将绷带环形缠绕两圈；②稍微倾斜（<30°），螺旋向上缠绕；③每周遮盖上周的1/3～1/2；④将绷带再次环形缠绕两圈，固定。

（4）螺旋反折包扎法（折转法）：用于直径大小不等的部位，如前臂、小腿等。

操作方法：①将绷带环形缠绕两圈；②稍微倾斜（<30°），螺旋向上缠绕；③每周均把绷带向下反折，遮盖其上周的1/3～1/2，反折部位应相同，使之成一条直线；④将绷带再次环形缠绕两圈，固定。注意不可在伤口上或骨隆突处反折。

（5）"8"字形包扎法：用于直径不一的部位或屈曲的关节，如肘、肩、髋、膝等。

操作方法：①屈曲关节后在关节远心端环形包扎两周；②右手将绷带从右下越过关节向左上绷扎，绕过后面，再从右上（近心端）越过关节向左下绷扎，如此反复，使其呈"8"字形，每周覆盖上周 1/3～1/2，包扎范围为关节上 10cm、关节下 10cm；③环形包扎 2 周固定。

3. 包扎注意事项

（1）操作时应小心、谨慎，不要触及伤口，以免加重疼痛或导致伤口出血及污染。

（2）包扎时如遇皮肤褶皱处，如腋下、乳下、腹股沟等，应用棉垫或纱布衬隔，骨隆突处也用棉垫保护。

（3）包扎方向为自下而上、由左向右，从远心端向近心端包扎，以帮助静脉血回流。

（4）包扎时应松紧适宜，避免影响血液循环及松脱。

（5）包扎四肢应将指（趾）端外露，并观察皮肤血液循环。

（6）打结固定时，结应放在肢体的外侧面，忌在伤口、骨隆突或易受压部位打结。

【目的】

绷带包扎是外伤现场应急处理的重要措施之一。及时正确的包扎，可以达到压迫止血、减少感染、保护伤口、减少疼痛，以及固定敷料和夹板等目的。相反，错误的包扎可导致出血增加、加重感染、造成新的伤害、遗留后遗症等不良后果。

外伤初步止血（绷带包扎）	
护理程序	操作
评估	环境安全 老人已脱离危险现场、意识状况，伤口情况、出血部位；取坐位
判断	检查、评估伤口，无骨折；老人外伤后伤口出血，需要尽快初步包扎止血
计划	立即为老人使用绷带包扎初步止血
实施	1. 用物 绷带、纱布块、三角巾、胶布、剪刀、碘酒、棉签、记录单、笔、免洗洗手液、口罩、棉垫 2. 操作 （1）护理员衣帽整洁、洗净双手 （2）检查受伤情况，判断出血程度、部位，选择止血方法，迅速止血 ①指压止血：用手指压迫出血部位靠近心脏端的动脉血管上

护理程序	操作
实施	A. 颈总动脉压迫法：用于同侧头颈部出血。在胸锁乳突肌中点的前缘，将伤侧颈总动脉向后压于颈椎横突上 B. 面动脉压迫法：用于眼以下的面部出血。在下颌角前约 2cm 凹陷处，将面动脉压在下颌骨上 C. 颞浅动脉压迫法：用于同侧额部、颞部出血。在耳前对准下颌关节上方处加压 D. 锁骨下动脉压迫法：用于同侧肩部和上肢出血。在锁骨上窝、胸锁乳突肌下端后缘，将锁骨下动脉向内下方压于第一肋骨上 E. 肱动脉压迫法：用于同侧上臂下 1/3、前臂和手部出血。在上臂内侧中点、肱二头肌内侧沟处，将肱动脉向外压在肱骨上 F. 尺桡动脉压迫法：用于手部出血。在腕部，以两手拇指同时压于尺桡动脉上 G. 指动脉压迫法：由于指动脉走行于手指的两侧，故手指出血时，应捏住指根的两侧而止血 H. 股动脉压迫法：用于同侧的下肢出血。在腹股沟中点稍内下方处，将股动脉用力压在股骨上 I. 足部出血压迫法：用两手拇指分别压于足背动脉和内踝后方的胫后动脉上 ②加压包扎止血：无菌敷料覆盖伤口后用绷带等加压包扎 （3）用碘伏棉签进行消毒，从伤口中心向外周环形消毒，范围 5～10cm 用无菌纱布覆盖伤口，并用胶布固定 （4）将衬垫垫于骨隆突处或凹陷处，然后用绷带进行包扎 ①环形包扎法：用于包扎的起始和终了，即将绷带重叠缠绕，但第一圈的环绕应稍斜，第 2～3 圈作环形，并将第一圈写出一角压于环形圈内，最后用胶布将绷带尾部固定（或将绷带尾部剪开成两条并打结固定） ②蛇形包扎法：用于夹板的固定，将绷带按环形法缠绕数周后，以绷带的宽度为间隔斜向上或斜向下缠，最后以环形法固定 ③螺旋形包扎法：适用于四肢包扎，将绷带按环形法缠绕数周，随后上缠的每周均盖住前一周的 1/3 或 2/3，最后以环形法固定 ④"8"字形包扎法：用于关节部位包扎，先将绷带由下而上缠绕，再由上而下呈"8"字形来回缠绕，下周应盖住上周的 1/3 或 2/3，最后用环形法固定 注意：包扎应松紧适度，用力均匀，外观平整美观，将指（趾）端外露，便于观察血液循环情况
评价	有效止血，包扎方法正确；观察伤口有无继续出血 整理用物；洗手；记录出血原因及类型；加压及包扎情况

【注意事项】

（1）颈动脉止血法仅用在紧急情况下。使用时注意：一是要避开气管；二是严禁同时压迫两侧颈总动脉以防脑缺血；三是不可高于环状软骨，以免颈动脉窦受压而引起血压突然下降。

（2）动作轻、稳、熟练，多进行沟通，使老人放松。

（3）加压包扎者，注意压力适当，避免过紧、过久包扎，随时观察肢端血液循环情况，预防缺血性坏死。

（4）紧急情况下，可以就地取材，用布条、毛巾等进行包扎。

以"上臂肘关节擦伤，少量渗血"为例，详述"8"字形包扎法的操作。

肘关节渗血 "8" 字包扎止血	
护理程序	操作
评估	环境安全 老人已脱离危险现场、意识状况；伤口情况、出血部位；取坐位
判断	检查、评估伤口，无骨折；老人外伤后有局部毛细血管出血，需要尽快初步包扎止血
计划	立即为老人使用绷带包扎止血
实施	1. 用物准备 绷带、纱布块、三角巾、胶布、剪刀、碘酒、棉签、记录单、笔、免洗洗手液 2. 操作 （1）安抚老人情绪，告知立即为其处理 （2）报告：以与医生沟通的方式报告；老年人受伤情况；报告将要采取的措施并征得医生指导 （3）护理员衣帽整洁，洗净双手 （4）评估外伤情况：现场评估肢体无骨折；出血类型为毛细血管出血；安慰老人 （5）推放置物品的治疗车放至合适的位置 （6）处理伤口 ① 自伤口边缘向外消毒皮肤 ② 干净纱布覆盖伤口，轻轻按压受伤局部止血；胶布横向粘贴两道 （7）包扎：展开绷带，自下而上、自左向右，由远心端向近心端包扎；先环形包扎两周并压住绷带头 ① "8" 字形上下包扎；包扎范围为关节上下 10cm ② 实操加口述：每一圈与前一圈重叠 2/3；在关节上方环形包扎两圈；用胶布在肢体外侧固定 ③ 包扎牢固、整齐、美观；包扎时应松紧适宜，避免影响血液循环及松脱 ④ 实操加口述：三角巾顶角对正肘关节，底边位于胸前；三角巾绕于颈后系于一侧肩部（打结下垫一棉垫） ⑤ 实操加口述：悬吊抬高患肢保持功能位；暴露末端，检查指端血运情况
评价	有效止血，包扎方法正确；观察伤口有无继续出血 整理用物；洗手；记录出血原因及类型；加压及包扎情况

【注意事项】

（1）包扎时动作轻柔，无再次伤害。

（2）熟悉操作步骤与流程，操作规范。

（3）老年人体位舒适，意外应对及时准确。

（4）毛细血管出血量少，可清洁后包扎止血；大血管出血量大应先止血，并立即就医进一步处理。

（5）用止血带止血中，注意观察伤口远端皮肤，如果出现发绀或皮肤温度下降，立即松开止血带，避免组织坏死。

十八、骨折后初步固定及搬运

（一）骨折后初步固定

【知识链接】

★骨折概述

由于老年人骨细胞的分解速度逐渐超过了骨细胞的合成速度，使骨骼内部逐渐疏松、骨骼变脆，又由于老年人肌腱硬化、肌肉萎缩，活动时韧带、肌肉等对自我保护和维持身体平衡的能力明显降低，因此老年人运动或跌倒时容易造成骨折损伤。

1.骨折的表现和体征

骨折就是指骨的完整性或连续性受到破坏。其表现分为一般表现和特有体征。

（1）一般表现：局部疼痛、肿胀、青紫和功能障碍。

（2）特有体征

①局部畸形：骨折端移位可使患肢外形发生改变，主要表现为缩短、成角、延长。

②异常运动：正常情况下肢体不能活动的部位，骨折后出现不正常的活动。

③骨擦音或骨擦感：骨折后两骨折端相互摩擦撞击，可产生骨擦音或骨擦感。

以上三种体征只要发现其中之一即可确定为骨折，但未见此三种体征者也不能排除骨折的可能，如嵌插骨折、裂缝骨折。

2.老年人常见骨折部位

（1）腕部骨折：老年人骨折中最常见的一种。当老年人要摔倒时，多会反射性地伸出手掌触地来支撑保护身体。老年人跌倒后手掌着地会使身体的重力集中在前臂远端的桡骨上而发生骨折。此时，因腕部多是在伸直位受力而导致骨折远端向手背侧移位，从侧方看腕部，会呈特殊的"餐叉"畸形。

（2）椎体骨折：老年人椎体骨折多发生在脊柱的腰椎以及胸腰段部位的椎体。老年人骨折发生时往往首先累及脊柱的椎体，一旦受到外力的刺激，如跌坐伤的发生，疏松的、空虚的椎体很容易发生形态上的改变，即椎体压缩性骨折。这时老年人腰背痛症状进一步加剧，有的疼痛会放射到腹部。起卧活动受限，驼背畸形也越发明显。

（3）髋部骨折：髋部是下肢和躯干的连接部位，骨质疏松的老年人在摔倒的瞬间，很容易造成股骨粗隆或股骨颈的骨折。

★骨折固定方法

老年人骨折后，在去医院就诊前，照护人员可协助医务人员用夹板为老年人进行临时固定。固定的目的是防止骨折部位移动损伤血管、神经，减轻老年人的痛苦，有利于防止进一步损伤及方便搬运。

（1）上肢前臂骨折固定法：两块夹板分别置于前臂掌侧和背侧（有棉衬垫的夹板可以直接用，没有棉衬垫的夹板需在皮肤上垫棉垫才可用），其长度超过肘关节至腕关节；如用一块则置于背侧，用绷带将两端固定，再用三角巾使肘关节屈曲90°悬吊在胸前。

（2）上肢肱骨骨折固定法：用长、短两块夹板，长夹板放于上臂的后外侧，短夹板置于前内侧；如用一块应置于外侧，随后在骨折部位上下两端固定，再用三角巾将上肢悬吊在肘关节屈曲90°。

（3）大腿骨折固定法：使老年人平躺，踝关节保持在背屈90°位置。两块夹板分别置于下肢内、外侧或仅在下肢外侧放一块夹板，外侧夹板从腋下至足跟下3cm，内侧夹板从腹股沟至足跟下3cm，然后用绷带分段将夹板固定。

（4）小腿骨折固定法：用两块夹板分别置于下肢内、外侧，长度从足跟至大腿，用绷带分段扎牢。

骨折后初步固定 （以腕部骨折为例）	
护理程序	操作
评估	环境安全、整洁安静，通风良好 老人的年龄、意识状态、摔伤经过、骨折情况
判断	老人有局部疼痛、肿胀、青紫和功能障碍 ①局部畸形（缩短、成角、延长） ②异常运动：正常情况下肢体不能活动的部位，骨折后出现不正常的活动 ③骨擦音或骨擦感：骨折后两骨折端相互摩擦撞击，可产生骨擦音或骨擦感，确认老人发生骨折
计划	报告医生后，在医生指导下帮助老人初步固定骨折部位
实施	1.用物 治疗车、治疗盘、绷带数卷、三角巾、剪刀、胶布、内衬有棉垫的夹板（或木板、木棍等）数个、记录单、笔

续表

护理程序	操作
实施	2. 操作 （1）和老年人沟通，安慰老年人：协助其原地坐好，嘱勿随意活动患处 （2）立即报告医务人员或家属；协助医护人员（在医生指导下）将老年人移至床上或座椅上，取舒适体位 （3）评估外伤情况：骨折部位，有无出血、疼痛等情况 （4）沟通与解释：告知固定的目的是防止骨折部位移动损伤血管、神经，减轻痛苦，有利于防止进一步损伤及方便搬运 （5）取两块夹板分别置于前臂掌侧和背侧，其长度超过肘关节和腕关节 （6）配合医护人员采用绷带对老年人腕部夹板进行绷带固定，先固定肘关节，再用绷带"8"字形固定腕关节 ①放置夹板：如果夹板没有内衬棉垫，应当在夹板内加衬垫，尤其在夹板两端、骨突出部位和悬空部位加厚衬垫；夹板的长度、宽度、弧度要与骨折的肢体相适应，长的夹板其长度必须超过骨折的上、下两个关节 ②绷带固定肘关节：固定时除骨折部位上、下两端外，还要固定上、下两个关节。固定时松紧应适度，以免影响血液循环 ③用绷带"8"字形固定腕关节：肢体骨折固定时，一定要将指（趾）端露出，以便随时观察末梢血液循环情况 ④三角巾悬吊，将右侧肢体肘部屈曲90°放在三角巾上，然后将两个底角分别绕过颈左右两侧，在颈后打结 （7）随时观察并询问老人有何不适
评价	记录老年人姓名、固定部位、方法、时间、局部情况 协助老年人取舒适体位，物品整洁

【注意事项】

（1）怀疑老年人骨折后，不可强制老年人进行活动，应立即拨打就医电话并报告，待医护人员到场后再配合行下一步处理。

（2）固定夹板的长度与宽度要与骨折的肢体相适应，其长度必须超过骨折的上、下两个关节。固定时除骨折部位上、下两端外，还要固定上、下两个关节。

（3）固定应松紧适度，以免影响血液循环。

（4）如果夹板内侧没有内衬棉垫，则不可与皮肤直接接触，其间应垫棉花或其他物品，尤其在夹板两端、骨突出部位和悬空部位应加厚衬垫，防止受压或固定不妥。

（5）在处理开放性骨折时，不可把刺出的骨端送回伤口，以免造成感染。

（6）肢体骨折固定时，一定要将指（趾）端露出，以便随时观察末梢血液循环情况，如发现指（趾）端苍白、发冷、麻木、疼痛、浮肿或青紫，说明血运不良，应松开重新固定。

（二）搬运

【知识链接】

搬运就是使用运输工具或器械将老年人从一个地方转移到另一个地方。对于需要搬运转移骨折的老年人，快速、规范、科学的搬运方法可以减少老年人的痛苦，保证老年人的安全，避免加重老年人的骨折病情或造成老年人再次受伤。因此照护人员协助医务人员对骨折老年人及时、迅速、安全地搬运尤为重要。

★搬运工具

1. 担架

器械搬运法中担架搬运法为最常用的搬运方法。担架结构简单，轻便耐用。担架两边是平行的两根硬杆，中间为布制或是硬板作为支托，老年人可躺在中间，前后分别由两个人抬左右的硬杆进行搬运。可用于任何骨折老年人。脊髓骨折搬运时不可用布制担架，需用硬板作为支托。

2. 轮椅

轮椅是装有轮子的椅子，分为电动和手动折叠轮椅。轮椅常用于老年人上肢或单侧踝部骨折的搬运。

3. 平车

平车为常用转运工具，可用于任何疾病的老年人的转运。平车去掉下面的车架，上面就是简易的平车担架，也可以作为担架使用。

★搬运方法

搬运方法很多，现介绍常用的针对骨折老年人的两种方法：担架搬运及轮椅搬运。

1. 担架搬运

（1）多名照护人员分别托起老年人头颈部、胸部、腰部、臀部、大腿部、膝关节、小腿部等，共同抬起老年人转移到硬板担架上，老年人面部朝上。适用于胸、腰椎骨折老年人。

（2）担架搬运老年人时，老年人头部向后，足部向前，后面抬担架的人可以随时观察老年人的变化。

（3）抬担架者脚步行动要一致，平稳前进。

（4）向高处抬时（如过台阶、上坡时），前面的人要放低，后面的人要抬高，以使老年人保持水平状态。向低处抬时（下台阶、下坡时），则相反。

2. 轮椅搬运

（1）搬运上肢骨折老年人：将轮椅手刹刹住，照护人员在轮椅背后，用两手扶住坐靠，嘱老年人扶着轮椅的扶手，身体置于椅座中部，抬头向后座靠坐稳。

（2）搬运单侧踝部骨折老年人：将轮椅放至床旁，并刹好手刹。扶老年人坐

167

起，并移至床边，请老年人双手置于照护人员肩上，照护人员双手环抱老年人腰部，协助老年人下床。嘱老年人用其近轮椅侧之手，扶住轮椅外侧把手，转身坐入轮椅中；或由照护人员环抱老年人，协助老年人坐入轮椅中。过程中嘱老年人抬起患侧肢体，切勿患侧肢体用力。

骨折初步固定后搬运 （以腰椎骨折后搬运为例）	
护理程序	操作
评估	环境安全、整洁安静，通风良好 评估老人年龄、意识状态、摔伤经过、疼痛情况、骨折固定情况
判断	老人骨折后有疼痛，骨折后不能自主移动，已进行初步固定，需要协助搬运
计划	（为老人固定骨折部位后）在医生指导下进行单人或多人搬运
实施	1. 用物 治疗车、治疗盘、担架、硬板、小枕头（毛巾折叠而成）、大枕头2个、绷带数卷 2. 操作 （1）和老年人沟通，安慰老年人：告知骨折后搬运的注意事项，协助其平卧于原地，嘱勿随意活动 （2）立即报告医务人员或家属；医护人员到场后，将担架平行放置老年人身边，如果是布质担架则在担架上放置硬板，老年人躺下后腰部位置垫一个小枕头 （3）在医护人员指导下，位于老年人头部的照护人员托起老年人头颈部，位于老年人同一侧的两人一人托起老年人胸部和腰部，另一人托起老年人臀部、大腿部，位于老年人脚侧的照护人员托起老年人的膝关节、小腿部 （4）医护人员喊口令"开始"，四人同时用力共同抬起老年人，一起将老年人平托移到担架硬板上，腰部疼痛部位垫压小枕头上 （5）老年人身体两侧用枕头或衣物塞紧，用带子绕硬质担架上1～2圈固定 （6）配合医护人员抬担架至指定位置，转移搬运过程中随时观察老年人有无不适 （7）放置担架 （8）照护人员平托老年人 （9）同时用力转移老年人：照护人员按口令同时用力，保持平稳，减少意外伤害的发生 （10）将老年人身体两侧用软枕或棉垫塞紧固定 （11）搬运老年人：担架搬运老年人时，老年人头部向后，足部向前，后面抬担架的人可以随时观察老年人的变化 （12）抬担架人脚步行动要一致，前面的人开左脚，后面的人开右脚，平稳前进；向高处抬时（如过台阶、上坡时），前面的人要放低，后面的人要抬高，以使老年人保持水平状态；向低处抬时（下台阶、下坡时），则相反
评价	协助老年人取舒适体位，安全平稳搬运 整理记录老年人姓名、疑似骨折部位、搬运方法、搬运时间、局部情况

【注意事项】

（1）胸、腰椎损伤的老年人适用硬板担架，老年人采取仰卧位，受伤的胸、腰椎下方垫一约10cm厚的小枕或衣物。

（2）搬运时，老年人四肢不可靠近担架边缘，以免碰撞造成损伤。

（3）平托搬运时应防止头、颈左右旋转活动。

（4）老年人搬运适用于颈椎、腰椎骨折的老年人或病情较重的老年人，且在搬运过程中尽量保持老年人身体平直，各部位受力均匀，避免再次伤害。

（5）使用轮椅时，老年人不可前倾、自行站起或下轮椅，以免摔倒，若身体不能保持平衡，应系安全带避免发生意外。

（6）搬运过程中，随时观察老年人变化，询问老年人有无不适。

（7）推轮椅时，下坡应减速，退着行驶，使老年人背部朝坡下，面部朝坡上，并嘱老年人抓紧扶手；过门槛时，翘起前轮，避免过大的震动，保证老年人安全。

参考文献

［1］ 李小寒，尚少梅.基础护理学.4版.北京：人民卫生出版社，2006.

［2］ 张继英.养老护理员.北京：中国劳动社会保障出版社，2008.

［3］ 冯晓丽，等.1+X老年照护（初级、中级）.北京：中国人口出版社，2019.

［4］ 陈雪萍，王花玲，许虹.养老护理操作规程.杭州：浙江大学出版社，2013.

［5］ 洪立，王华丽.聪明的照护者——家庭痴呆照护教练书.北京：北京大学医学出版社，2014.

［6］ 臧少敏，陈刚.老年健康照护技术.北京：北京大学出版社，2013.

［7］ 郑彩娥，李秀云.康复护理技术操作规程.北京：人民卫生出版社，2018.

［8］ 中国就业培训技术指导中心，人力资源和社会保障部社会保障能力建设中心.养老护理员.北京：中国劳动社会保障出版社，2015.